人生でほんとうに大切なこと

がん専門の精神科医・清水研と患者たちの対話

稲垣麻由美

人生でほんとうに大切なこと

がん専門の精神科医・清水研と患者たちの対話

本書は「精神腫瘍科の存在を、がん患者とその家族に知ってもらいたい」
という一人のがん患者の切実な願いから生まれました。

プロローグ

清水研《しみずけん》という精神腫瘍医《せいしんしゅようい》は、毎日多くのがん患者の心の声を聴き続け、その数は優に三千人を超えているという。

清水先生と初めて会ったのは、東京・築地にある「国立がん研究センター中央病院」の一階、大きな吹き抜けのある明るいロビーだった。白衣を着てにこにこしながらゆっくり歩いてくる清水先生を見て、私はすぐに好感を持った。医師にありがちな偉そうな感じがなく、一瞬で人を安心させる雰囲気を持っている。それは笑顔のせいだろうか。少し曲がった背中のせいだろうか。清潔なブルーのシャツが白衣から覗いて、ちょっとボサボサの白髪まじりの髪によく似合っている。そして、「はじめまして。精神腫瘍科の清水研と申します」という声は、予想通りとても落ち着いていて、やわらかかった。

患者の心に寄り添う精神腫瘍医（サイコオンコロジスト）

今、日本で二人に一人ががんになり、三人に一人ががんで亡くなっている。医療の目覚ましい進歩により、がんは死に直結する病気ではなくなりつつあるが、それでも、自分ががんになったと知らされたその瞬間から、患者は死への恐怖と対峙せざるを得ない日々を送ることになる。目の前の景色は一変し、さまざまな葛藤や感情と向き合う時間が突然やってくる。

そのような中、今、注目されているのが精神腫瘍医（サイコオンコロジスト）の存在である。「精神腫瘍医」という言葉自体、まだまだ日本では知られていない。がん患者とその家族の心のケアを専門に行っているのが「精神腫瘍科」であり、がん患者専門の精神科医・心療内科医のことを「精神腫瘍医」というのだ。

もともとは一九七七年にがん医療の先進国、アメリカ・ニューヨークの「メモリアル・スローン・ケタリングがんセンター」に精神科部門が設立されたのが始まりといわれている。この頃から、がん患者の心の状態が、がんの病状に密接に影響していることが注目されるようになり、「がん」と「心」の関連性を研究する学問、精神腫瘍学（サイコオンコロジー）が生まれた。これは心理学（Psychology）と腫瘍学（Oncology）を組み合わせた造語で、がん患者や家族の心のケアに当たり、がんとともにその人らしい人生を歩む手助けをするのが、精神腫瘍医（サイコオンコロジスト）だ。

日本では一九九〇年代から徐々にこの考えが広まり、一九九二年、全国に先駆けて国立がん研究センター中央病院に「精神科」が開設され、その後、名称を「精神腫瘍科」に変更した。その流れは徐々に広まり、今では都道府県がん診療連携拠点病院や地域がん診療連携拠点病院でも「精神腫瘍科」が開設されたり、サイコオンコロジストが在籍するケースが増えたりしている。にもかかわらず、まだまだ多くの人に知られていない背景には、「サイコオンコロジー」という言葉を、日本では「精神腫瘍学」とストレートに訳してしまったことにもあるのではないか、と個人的には考えている。せめて「腫瘍精神学」と訳していれば、もう少しわかりやすく、さらに広まりやすかったのではないかと思う。

ともあれ、がんになった方とその家族の心のケアは第四のがん治療として、その重要度は増している。そして現在、がんとわかった初期段階から、がんの治療と同時にカウンセリングをスタートすることが推奨され、その考えは急速に浸透しつつあり、医療関係者向けのサイコオンコロジー関連の勉強会なども頻繁に開かれている。

私も二〇一六年に開催された札幌での「日本サイコオンコロジー学会総会」に参加した。医師・看護師・薬剤師・臨床心理士の方々などが全国から二〇〇〇人ほど集まり、その活気と活発な議論に圧倒された。それと同時に、私のような部外者からすれば、医学界がこれまで心のケアについてあまり注力してこなかった、という事実に正直なところ驚き、これから益々発展すべき分野なのだという感慨を抱いた。

命の期限を知ったとき、人は未解決な課題に取り組もうとする

「人は、人生の最期を意識すると、人生の未解決な課題に取り組もうとする生き物である」。これは、清水先生の言葉だ。〝未解決な課題〟というのは人によって当然さまざまだろう。やり残してきたこと、どうしても心残りなこと、最後に誰かに伝えておきたいことなど……。さらに清水先生は言う。

「がんになるということは、はからずも、先送りにしていた自分の課題に取り組むチャンスともいえます。だれも病気になることを望みませんが、だからといって、それによって

起こる事がすべて不幸だとは言いきれません。死はすべての人にやってきます。『自分の人生を納得のいくように生きるにはどうすればよいのか』と考えるきっかけを得ることは、大きな意味を持ちます。特にがんは、最後の短い期間は動けない状態になりますが、それまでは比較的思うように動ける病気でもあります」

人は、明日も明後日も当たり前のようにやって来ると思って過ごしている。そんな日々の中では、自分がほんとうに過ごしたいように時間を送っているというよりも、自分に課せられた役割、目の前のことに忙殺されながら時が過ぎていることの方が多い。それほど深く自覚することもないままに。

だが、人生のタイムリミットをリアルに突きつけられたなら、自分にとって大切なことの優先順位を考えるとともに、これまで蓋《ふた》をしてきた人生の課題に半ば強制的に気づかされることになるのだろう。その課題と向き合うことで、残された時間の過ごし方が変わってくる。さらにその課題を、もし克服することができたなら、人生そのものが変わっていく。それこそ、人生を全うするということになるのだろうか。

「多くの方は最期、『ありがとう』と言って亡くなっていかれます。自分の人生を恨んだまま亡くなっていく方は、不思議なほどいないものです」

清水先生のこの言葉は、人間への信頼を取り戻すような温かさと希望がある。

現在の国立がん研究センター中央病院精神腫瘍科は、経験を積んだ精神腫瘍医、臨床心理士が在籍し、チーム医療の中で多職種と協同しながらがん患者・家族にケアを提供している。筆者は精神腫瘍科長、清水研医師と患者たちを取材し、その対話の内容を記録した。がん患者とその家族の心に寄り添い、患者さん自身が、最期までの時間を自分らしく、納得して歩めるよう手助けするとは、いったいどのようなことなのだろうか――。七人の患者さんから教えていただいた。

症例を快く提供してくださった患者さん、あるいはご家族の方に深く感謝申し上げる。また、第七話の千賀泰幸さん以外の方々は仮名で、清水先生の実際の臨床経験をもとに書かれたものであり、どの症例についても、患者本人を特定できるような事実は必要に応じて変更した。

目次

第一話

妹へ、「ありがとう」のネックレス。駆け抜けた二十一歳

小宮聖斗《こみやせいと》さん（十一歳発症　小児がん）

夢は臨床心理士になること

清水研先生の一日は毎朝スニーカーをロッカーに置いてある革靴に履き替え、白衣をまとうことから始まる。精神腫瘍医として患者さんや家族の診療を行うことに加え、管理職として会議に出たり、研究、講義や後輩の指導を行ったりなど、さまざまな役割がある。多忙な毎日はあっという間に過ぎて行き、国立がん研究センターに勤務するようになってから十五年が経っていた。多くの出会いと別れがあり、なにかの機会に昔のカルテを読み返すことがあると、一人ひとりの患者さんとの物語がよみがえってくる。

そんな清水先生に、最近また忘れられない別れがあった。もちろん、がん患者専門の病院に勤務しているのだから、常に「死」は身近すぎるほど身近なところにある。だが、聖斗さんの最期はあまりにかっこよくて、同じように二歳違いの妹がいる清水先生には、なんとも印象深い患者さんだった。

その患者さんの名前は、小宮聖斗さん。二〇一七年二月二十八日に二十一歳で亡くなった。都内の私立大学に通う学生でジャズ研究会に所属。ベースギターを担当し、学園祭でかっこよく演奏する姿が今もYou Tubeで見ることができる。抗がん剤の影響で身長が止まってしまった一五四センチの小さな身体にギターは大きく映るが、「聖斗のベースの音は安定していて、一緒に演奏するのが気持ちよかった」とは同じジャズ研メンバーの声だ。そして、聖斗さんの夢は、臨床心理士になることだった。

「私は院内学級の存在や役割を社会に広め、患児にとっての学びの場を増やしていく活動と共に臨床心理士になり、院内学級のある病院で、当事者の私だからこそできるサポートをしていきたい。そのために、貴大学で心理学を広く深く学ぶことを強く希望している」

これは、聖斗さんが二〇一四年、希望する大学の自由選抜（AO）入試の際、出願論文に書いた一節だ。小学校五年生で小児がん（神経芽腫）を発症し、中学三年生で再発。化学療法、手術、放射線などありとあらゆる治療を受け、がんと闘う日々の中、聖斗さんは健康体である人の何倍も繊細なアンテナで周りの人達の気持ちを受信し、気遣いながら大人になっていった。

臨床心理士になろうと思ったのは、なにより「いるか分教室」での先生方、仲間との出会いが大きかった。

「私は小学五年生のときに小児病院に入院をした。家族と離れ、不安な病院生活の中、心の救いになったことの一つに心理相談の先生の存在があった。その先生は漫画を貸してくれたり、入院している子ども達をゲームに誘ってくれたりした。入院している子どもにとって、それは数少ない楽しみであった。

その後、中学三年生で病気が再発した私は、今度は国立がん研究センター中央病院に入院することになった。その病院には『いるか分教室』という院内学級があり、全国的にも少ない高等部もある。普通高校のカリキュラムとほぼ同様に学習でき、皆それぞれが原籍校の教科書に沿って授業を受け、社会見学や学習発表会など様々な行事も体験した。

なかでも私が楽しみにしていたのは、放課後の軽音楽部の活動だった。先生に教えていただきギターが大好きになった。みんなで教え合い、病状に合わせてパートを選び、できる人ができることをやり、定期的に曲を発表した。こうして仲間とコミュニケーションをとることで、病気や治療についても話せるようになった。仲間や先生と共に過ごす生活が副作用のある治療を乗り越える力になった。（中略）

そして、ここでも心理の先生と出会った。先生はアピアランス支援センターという部署で、がんの治療によって髪の毛が抜けたり、皮膚や爪の色が変化したりしてしまうなどの容姿の変化に悩む患者の相談にのり、ウィッグやマニキュアなどを使った化粧の仕方などのサポートを行っていた。そこには女性用のものばかりではなく、男性用のウィッグもあった。私も先生に鏡の前に連れていかれ、眉を描かれ頬紅をつけられた。どうなることかと思ったが、それだけで表情が明るくなったことは新たな発見だった。

さらに、先生から心理学にはどのようなものがあるかを教えていただいた。例えば駅の電光掲示板などの文字をどのように表せば人の目を引くのか、人の多い場所で困っている人を助けない人がなぜ多いのか、などは心理学の領域であることを知った。私は一層、心理学に関心をもつようになった」

これも、聖斗さんが出願論文に書いたものから一部拝借したものだ。たった二名しか合格しない心理学科のＡＯ入試を病室から勝ち取った聖斗さん。自分と同じ小児がんの子ども達に寄り添うことを、将来の夢とした。そんな矢先に、また病気が進行する。

初めて心のうちを伝えられたのが、清水先生だった

清水先生との出会いは、大学二年の終わりの頃だった。夢のように楽しかった学生生活は二年ちょっとしか続かなかった。でも、聖斗さんにとって自宅から通うことのできた大学生活はどれほど輝いた時間だっただろう。恋もしていただろうか。それを本人から聞くことは残念ながら叶わないが、どうも女性たちからはいろいろな相談を受けていたようだ。「聖斗さんにはよく話を聞いてもらって、アドバイスをいただいていました」と、聖斗さんが亡くなったあと、ジャズ研の女子学生からそんな話を聞いて、お母さんは驚いたそうだ。「自分のことはなんにもしゃべらない子だったのに、おかしいですよね」と、ちょっと嬉しそうに笑って、話してくれた。

ちなみにこのとき、聖斗さんは飲み薬タイプの抗がん剤を服用しながら学校に通ってい

た。今は医療が進み、抗がん剤治療をしながら、通学・通勤ができるようになっている。

聖斗さんは、あまり気持ちを表に出さないタイプで、「痛い」「つらい」「嫌だ」という言葉を最後までほとんど口にしなかった。親にとっても、看護スタッフにとってもそれは心配なことだった。

院内学級では「ハニカミこみちゃん」と呼ばれていたそうだ。半分ほどしか通えなかったが、六年間在籍していた地元の男子校では卓球部に所属し、合宿や修学旅行にも参加した。お風呂に入るときはウィッグをさっと取って「おれ、カツラだからさ」と言って、誰よりもゆっくり湯船に浸かっているようなところがあった。

人の輪の中で、いつもにこにこしながら聞き役の立場。でも時折、「結局それって、こういうことだよね」とズバリ本質をついたことを大人に向かっても遠慮なく発するので、その小気味良さから「毒舌こみちゃん」とも呼ばれていた。不思議なほど、誰からも愛されるところがあった。男子校の友人は、聖斗さんのためにノートをとって届けてくれたり、入院中は病院までたびたび顔を見に来てくれたりした。

めでたく迎えられた二十歳の誕生日には、以前お世話になった看護師さんが誕生会をこっそり都内のライブハウスで計画。そこには、いるか分教室の仲間、先生、看護師、地元の中学、高校の友人や先生、ジャズ研の仲間が集まり、盛大なサプライズパーティーが開催された。

聖斗さんが、自分ががんであることを明確に知らされたのは中学生のときだった。両親から、その事実を告げられたとき「なんとなく、そんな気がしたんだよね」と言って、しばらく黙り込んだそうだ。その後、「わかったよ」の言葉を最後に、「つらい」とは決して言わなくなったという。（小学五年生の治療時には、お腹にできものが出来ちゃったから頑張ろうね、と伝えていたそうだ）

そんな聖斗さんが、おそらく初めて心のうちを話せた大人が、清水先生だった。清水先生も聖斗さんに会った瞬間から、シャイな者同士、なんとなく波長が合うと感じていた。

担当医からの要請があって、清水先生が初めて聖斗さんの病室に行ったときは、いつものように「初めまして、精神腫瘍科の清水と申します。小宮聖斗さん、ご気分はいかがですか？」の会話からスタートしている。「いつもと変わりません」と、聖斗さんの返事。枕元にあったポケモンのぬいぐるみを見つけ、清水先生が「ポケモンが好きなんだね」と言うと、「まあ……」との返事。

「大学では、なにをしているの？」

「ジャズ研に入ってます」

「楽器は、なにやっているの？」

「ベース」

「へえ、すごいね」

「別にすごくないよ。いるかで教えてもらったんだ」

「なるほど。で、うまいの？」

「まあね」

「先生は、なにか楽器する？」

「まあね」

「えっ、なに？」

「ヴァイオリン」

「へえ、すごいねぇ」

「まあね」（笑）

ただ、このようなことのないやりとりを二十分ほどした。ちなみに、清水先生のヴァイオリンはかなりうまいらしい。高校、大学時代とオーケストラ部に所属。本人いわく、自分の意思とは全く関係なく、気がつけばお母様によってヴァイオリンを握らされてしまっていたそうだ。親に反抗もなかなかできず、遊びたいのを我慢して練習していたが、オーケストラで仲間と演奏するようになって、ようやく楽しめるようになったのだ、と、そんな打ち明け話も聖斗さんとはしていたらしい。

週に三回、二十分の先生との会話が、次第に聖斗さんの楽しみになった。清水先生の楽しみにもなった。こそこそ笑いあうような日もあれば、

「お母さんが、もっと食べろ、って言うんだけど、そんなに食べられないんだよ。喉を通らないんだ」と、聖斗さんがこぼすこともあった。

「そうだね、食べられないのはつらいよね。でも、食べられないのがお母さんに悪い、と思ってしまうのが、きっと聖斗くんにはつらいんだよね」

「うん……」

それだけ言って、窓から見える高層ビル群をなんとなく一緒に眺めて二十分が過ぎるこ

ともあった。

　もちろん、臨床心理士を目指す聖斗さんにとって、精神腫瘍医である清水研という存在は興味のつきない人物であり、自分の夢の先を歩いている人だった。だから、将来の夢についても語り合った。清水先生お得意の「どうして、そう思うの？」という問いかけに、

「多分、それは……」と聖斗さんはじっくり言葉を選びながら、自分の考えを口にした。聖斗さんの課外授業の時間でもあった。

　この頃、聖斗さんの病状はさらに進み、聖斗さんもそのことに気づいていた。化学療法を行うと血液を作る骨髄の機能が落ち、貧血となる。そのために輸血をするのだが、その回数が徐々に増えていった。また体重が減り、体力もなくなってきていた。痛みが強くなり、痛み止めの薬の量も増えた。


　ある日のこと、清水先生が聖斗さんのベッドサイドに行くと、珍しく聖斗さんがベッドの上で膝を抱え、身体を丸めて座っていた。

「どうしたの？」と聞くと、

「最近夜になると眠れないんだ……」と答えた。

「そうか、あんまり眠れないんだね」

「うん」

「眠れない原因はなにかな？　理由がある？」と、清水先生が尋ねる。

「暗くなると、後ろから、ゾワーッとした感覚がやってくるんだ。それがなにか、っていうとわからないんだけど。あと、暗い穴に引っ張られて落ちて行く感じ」と、聖斗さんは言った。

「そうか、そんな感覚があるんだ。なにか気になることがあるの？」

「……いや、わからない」

「うん。自分でもよくわからないことはあるよね。一つ提案なんだけど、睡眠薬で寝てしまうという方法もあるよ。薬を使ってみるのはどうかな？」

「うん、使ってみるよ」と、その日は会話を終えた。

また数日後、ベッドサイドに行って、「最近どうだい？」と清水先生が尋ねると、

「この頃、亡くなっていった友達のことをよく思い出すんだ」と、聖斗さんが言う。

「そうか……。どんなことを思い出すの？」

「何人かずっと一緒に治療をしていた友達がいるんだけど、みんな亡くなるときは、ああ、そろそろなんだなって僕にもわかるんだ。だんだん痩せていって、個室に入るんだ。そして家族が集まって……」

十一歳のときから多くの時間を病棟で過ごした聖斗さん。彼が見送ってきた友達の数は、この頃になると、もう数え切れないほどになっていた。

「そうなんだ。そういう友達のことを思い出すと、どんな気持ちになるの？」

「怖いんだ」

「どんなふうに怖い？」

「なんだかわからないけれど、この前も言ったように、なにかが後ろからジワッと迫ってくる感じ」

「それは、確かに怖いね」

「眠れなくなるんだ……。一人になると、怖い」

「そういうときは、無理しなくていいんだ。怖いってちゃんと言ってかまわないんだよ」

「うん」

不安な気持ちを話す聖斗さんのそばに座り、清水先生はただただ耳を傾け続けた。

「ありがとう。もう大丈夫」

そう、聖斗さんが言ったときは、もうすっかり夜になっていた。


また数日後、清水先生が聖斗さんのところに行って、尋ねた。

「その後、怖い感じはどう?」

「うん、最近は大丈夫なんだ」と、聖斗さんはいつもの淡々とした表情で答えた。

言葉の通り、ほんとうに大丈夫なのかはわからないが、死の漠然としたイメージを言葉にして誰かに話せたことが、聖斗さんにとってよかったのではないかと思う。得体の知れないものに引きずり込まれるような感覚を持っているとき、会話を通してその得体の知れないものに輪郭を持たせることが恐怖をやわらげることにつながる、と清水先生は言う。


その次の面談が、がんセンターでは最後のものとなった。

病状が進行して思うように身体が動かせなくなり、世話をしてくれる親への負担、家族との時間の過ごし方、今後の治療のことも含め、家の近くで最初にかかっていた病院に移るのがよいのではないか、と聖斗さんは迷っていた。治療方法の選択については、聖斗さん自身が判断するようになっていた。

「とっても迷っているんだ。がんセンターは知っている友達や先生たち、看護師さんたちがいて安心できるけど、ここまで通ってくるのは親も大変だし」

「そうか……」

「あとは、もっと頑張って治療をするのかどうかも。最近は副作用がつらいしね。これから先、どう治療をするかも悩んでるんだ」

「聖斗くんは、病気が進むことが怖くなることはあるかい？　これから、どうなっちゃうんだろうとか？」

「これからどうなっちゃうんだろう、っていうのはないかな。病気とはずっと付き合ってきたから。今さら、そんなふうには思わないよ」と、聖斗さんはさらりと言った。


生存本能がある人間にとって、自らの「死」を考えることが怖くないはずはないと思うが、きっぱりこのように話した彼を、清水先生は心底たくましく感じていた。そして、その後まもなく、聖斗さんは自らの判断で病院を移った。病気の進行を遅らせるための治療を続ければ、家族との時間を大切にし、大学にも顔を出すことができるかもしれない。それならば大学にも家にも近い病院がいいと決心したのだった。

家族にも寄り添い続ける精神腫瘍医

一方、日々自分でできることが少なくなっていく聖斗さんを支えながら、必死に立っていたお母さんの心に寄り添ったのも、清水先生だった。お母さんがこんな話をしてくださった。
「清水先生にお会いすると決めたところから、カウンセリングが始まっている、という感覚がありました。清水先生のところでは、気持ちをそのままさらけ出していいんだと思えることが有り難かったのです。がんセンターから転院して自宅近くの病院に移ったときも、以前、先生がお話ししてくださったことを思い出して、自分の心を立て直していました。精神腫瘍科は、ほかのクリニックと違って、がん特有の悩みや治療もわかってくださった上で話を聞いていただけます。それがどれほど有り難いことだったか」

聖斗さんが亡くなる四カ月前のこと。その頃、聖斗さんはすでに足が麻痺して思うように歩けなくなっており、自宅に帰れるのは週末だけになっていた。そんなある日、ある用事を済ますためにお母さんが出かけている間に、留守番をしていた聖斗さんが書留を受け取ろうとして玄関先で転び、右大腿骨頸部を骨折するというハプニングが起こった。

「あのとき、どうして留守番をさせてしまったのだろう……。私がいれば、聖斗が骨折することはなかったのに」

　そう悔やむ気持ちを抱え続けていたときも、清水先生の言葉が、お母さんの救いになった。（注：がん患者の方とその家族は、退院した後でも、また、他病院からでも、精神腫瘍科のカウンセリングを外来で受けることができる）

　カウンセリングの場で、そのときの話を聞いた後、清水先生はこう言ったのだった。

「それはお母さんにとって、とてもつらいことでしたね。聖斗くんが骨折をしたことについて、残念に思われるのは当然だと感じました。しかしそれは、お母さんの過ちなのでしょうか、と思ったりします。そのときの判断を後悔されるお気持ち、自分を責めておられることについて、こんな質問をしてよろしいでしょうか？」

「……はい」

「八月に聖斗くんの足が麻痺してから、聖斗くんが留守番をしたことは何回ありますか？

骨折してしまった日が、それ以外の留守番の日に比べて、危険な兆候がなにかありましたか？　もし、その兆候があったのなら、聖斗くんには留守番をさせないという選択肢もあったかもしれません。でも、そうでなかったのなら、あの日留守番をさせなかった、という選択肢はなかったのではないでしょうか？」

そんなふうに質問されると、ただただ、とまどう。そう、清水先生は質問魔でもある。

「いえ、そんな兆候はなかったです」とお母さんは答えた。

「結果として聖斗くんが骨折したことは、お母さんにとって心が張り裂けそうなくらいつらいことだとは思います。だからといって、お母さんが聖斗くんに留守番をさせたという判断になにか過ちがあったかといえば、きっとそうではなかったと思います」

また聖斗さんが骨折した前日、入院している友達に会いに聖斗さんとお母さんががんセンターを訪ねた際、久々に聖斗さんと清水先生が再会したことにも触れ、「実は、私自身もお母さんの話を聞いて、私のせいで聖斗くんは骨折してしまったのではないか、という考えが頭をよぎりました」と語り出した。

「もし、私が聖斗くんとあんなにゆっくり話さなければ、お母さんは前日に用事を済ますことができ、聖斗くんに留守番をさせることはなかったのではないか、と。私のせいで聖斗くんは骨折してしまったのではないか。会わなければよかったのではないか。そんなふうに私が考えたことについて、お母さんはどうお感じになられますか？」

「先生は悪くないです。聖斗は喜んでいました。先生にお目にかかれて嬉しかったのです。そんなふうに思わないでください」

「でも、私がもっと気遣ってあんなに話をしなければ、留守番をさせなくて済んだのです。だから、お母さんのせいじゃなくて、私のせいなのだ、と思うのです」

「そんなことは、絶対ないです。先生は悪くないです」

「ほかにもこんな考えが浮かびました。もし、週末外泊が認められていなかったら、そうならなかったのではないか。転院せず、ずっとがんセンターにいたら違ったのではないか。別の選択をしていたら……。そんな思いがぐるぐる廻《めぐ》りました」

そして、お母さんに笑顔を向けて、こう言ったのだった。

「ほんとうに切りがないですね。だからこんなふうに考えることはやめることにします。私のせいで聖斗くんは骨折してしまったのではないか、会わなければよかったのでは、という後付けの考えを私は持たないように約束します。ですからお母さんも、『あのとき、自分がこうしていればよかったのに』という後付けの考えは持たないようにしていただけませんか」と。

「こんなふうにして、私は先生に、あのときも、聖斗を失った今も、ずっと支えていただいています」

お母さんは、聖斗さんの写真を撫でながら、そう話してくださった。

妹へ、特別なプレゼント

聖斗さんが亡くなるちょうど三カ月前のこと。突然、聖斗さんが「最後に、兄らしいことをしようかな。アクセサリーでも買ってあげようかな」と、ぼそっとお母さんに言ったそうだ。

「えっ、どういうこと？　クリスマスプレゼント？　成人のお祝い？」と聞くと、「いや、今までありがとう、っていう気持ちかなあ」と。

病室内を歩行器でなんとか歩けるくらいの状態で、聖斗さんが「なにかをしたい」と言い出したこと。しかも、妹のためにしたいことがある、と言ったことが、お母さんにとっては嬉しかった。ただ、「最後に」と言った一言に動揺した。なんとか涙をこらえて「うん、わかった。じゃあ、先生に相談しておくね」と言うのが精一杯だった。

主治医に「聖斗の希望を叶えてあげたいです」と相談し、外出許可をもらった。「絶対、叶えてあげましょう」と病棟のスタッフのみなさんが外出準備を整えてくださった。多くの方に見守られながら病院を出て近くのデパートへ。でもなかなか納得できるものが見つけられず、どうしたものかと思案。「もっと元気だったら、ティファニーに乗り込んでやるのに」。聖斗さんは笑いながら、そう言っていたそうだ。

その話をお世話になっていた看護師さんにしたところ、看護師さんの知り合いのジュエリーデザイナーを紹介してもらえることになった。そしてデザイナーさんに病室まで来てもらい、オリジナルネックレスをセミオーダーすることが叶った。聖斗さんが希望したのは、妹さんの誕生石であるトパーズと自分の誕生石であるエメラルドを使うこと。それに、その看護師さんの「女の子はね、みんなダイヤモンドが好きなんだよ」のひと言で、ダイヤモンドをプラスすることになった。一カ月後、三つの小さな宝石がついた可愛らしいネックレスが誕生した。

自分の病気のため、小さな頃から近所の方に預けられることや留守番が多かった妹に、聖斗さんはずっとずっと抱えていた思いがあったに違いない。そのネックレスの費用は、子どもの頃から使わずにいたお年玉貯金と二十歳の誕生日に祖父母から贈られたお祝い金を合わせてまかなわれた。

このネックレスが、すっかり痩せた手で妹さんに手渡されたのは二月三日のこと。品物が届いてから一カ月が過ぎてもなかなか渡そうとする気配もなく、周りはヒヤヒヤしながら過ごしていたのだ。ついに手渡したそのとき、聖斗さんが伝えたのはたったひと言。

「ありがとう」という言葉だった。妹さんは今、大学の看護学部で学んでいる。

それから約三週間後、聖斗さんは家族や友人に見守られながら静かに息を引き取った。お通夜と葬儀は、ジャズ研の仲間たちが楽器を持って駆けつけてくれ、葬儀屋さんの配慮もあり、式場がまるでライブハウスのようになった。出棺のときも、お経ではなくジャズで見送られた。

「お父さん、いつもありがとう」

小児がんは、今では七十パーセントが治る時代にはなったが、治療を受ける子ども達やその家族がたくさんのつらさを乗り越えなくてはならないことに変わりはない。厳しい環境と向き合う中で、家族の物語もたくさん生まれる。もし、根治が叶わず我が子が先に逝ってしまうとしたら、両親にとってこれほどつらいことはないが、ともに歩んだ日々は決して不幸とは言いきれない。家族がどのように寄り添ってきたのか。最後に聖斗さんのお父さんの言葉を紹介したい。

この十年七カ月の間、聖斗はほんとうに、つらいとか、嫌だとか、どうして自分が、とか、そういったことを全く口にしませんでした。聖斗が泣いたのは、最初の入院をした小学校五年生のとき、そして再発後、地元の病院からがんセンターに転院したときの二回だけでした。急にポロポロと涙を流したので、「どうしたの？」と聞くと、「なんだか知らないけれど、涙が出る」と言いました。
「泣いてもいいんだよ」と言うと、「うん」とだけ言って、それで終わってしまいました。親としてはもっと「痛い」「つらい」と泣いて、わめいて、気持ちを表に出してくれるといいな、と思うこともありました。でも、そうしないのが聖斗らしくもあり、どこまでも自分の運命を受け入れている、そんなところがありました。

亡くなるちょうど一週間前のことです。ふと、「どこか行きたいところはある?」と聞くと、息子はこう答えました。「痛くないところに、行きたい」と。

痛いと一度も泣きわめくことのなかった息子が、どれほどの痛みにずっと耐えてきたのか、頑張ってきたのか、涙が止まりませんでした。

「よく闘ったね」「よく耐えたね」「偉かったね」そう言うのが精一杯で、ただただ、腫れ上がったお腹や脚をさすることしか私にはできませんでした。

聖斗はここ数年の医療の目覚ましい進歩のおかげで、ありとあらゆる治療を受けてきました。いろいろな方から「大変でしたね」とお声がけいただくことがありましたが、私自身が大変だと思ったことはありません。

これは、息子が直面していたつらさや恐怖心、不安感に比べれば、私のしていることはその足元にも及ばない程度で、こんなことで「大変」などと言ったら、聖斗に申し訳なく、現に聖斗のつらさを思えば大変だと感じることは一度もありませんでした。聖斗は親を一回り大きく育ててくれたようです。

聖斗が初めて入院し、抗がん剤をスタートさせたとき、一日に五回も六回も嘔吐しました。吐くものがなくても吐くので黒いものをなんとか絞り出すように吐く。それはそれは、つらそうでした。その嘔吐の後処理をすることくらいしか、私にはできませんでした。そんなとき、聖斗が私の背中ごしに言ってくれたのです。

「お父さん、いつもありがとう」と。

その言葉を聞いて、なんて言ってよいのかわからなくなった私は、そのまま部屋を出て十分ほど戻って来られませんでした。あのとき、聖斗は自分ががんだとは知りませんでした。

あの小学校五年生のときの聖斗の、「お父さん、ありがとう」のひと言が、ずっと私の宝物であり、あれからのときを支えてくれ、そしてこれからのときも、支えてくれる気がします。

コラム1 精神腫瘍医という仕事

ほかの病院から研修で、国立がん研究センター中央病院の精神腫瘍科に来ていた若い内科医の話してくれたことが、取材中に何度も私の頭の中をぐるぐるまわっていた。

「精神腫瘍医って、大変ですよね……」

と、私が彼を前に何気なく感想を漏らしたときだった。

何科であっても大病院の医師は分刻みのスケジュールであるのは違わないだろうが、清水先生のPHSには外来診察中、回診中、会議中でも、かまわずひっきりなしに電話がかかってくる。その多くはほかの科の医師や看護スタッフからのもので、「先生、○○さんという患者さんのことで相談したいんです」という電話が圧倒的に多い。

私のひと言に、研修医は胸に抱えていた思いを語り出した。

「考えてもみてください。精神腫瘍科の医師というのは、目の前の患者さんから、例えば、『つらいです。あと半年の命なんです。もうどうすればいいのかわかりません』という思いを打ち明けられ、それに答え続ける仕事なんです。そう言われて、なんて答えられますか？　言葉につまりませんか？」

確かにそうだ。命の期限を知らされた、いや、死が避けられないという事実を突きつけられた人に対して、健康体である人がどんな言葉を返すことができるのだろうか。そもそも、答えられる人がいるのだろうか。それができるのは、宗教家くらいじゃないのか……、そう思った。

「僕の専門であれば、では、こういう治療をしましょう、最後まで一緒に頑張りましょう、と患者さんに言えたりします。でも、精神腫瘍科の仕事は、一緒に病気に立ち向かっていきましょう、というのとは違う。根気強く患者さんの話を聴くことが求められる。気休めで、希望的観測みたいなことを言ってはいけない。患者さんの気持ちに寄り添う、というのは、ものすごくエネルギーのいることだし、ほんとうに難しいことなんです」

精神科医のなかでも、がん患者専門の精神科医を選ぶ人は少ないというのが現実で、精神腫瘍科の存在がなかなか一般名詞にならないのは、この仕事自体が非常に厳しいものである、ということにも一因があるのかもしれない。

「患者さんは清水先生だと胸のうちをいつの間にか安心して話し出す。私が同じように患者さんに声をかけても、あんなふうには決してならない。なにが違うんだろう、と考え続けていますね」

「あんなふうに？」

「例えばこの前、痛みをものすごく訴える女性の患者さんがいらしたんです。夜中に大声で泣き叫んでしまうような状態に。看護師がそばにいて、なだめてもなかなかおさまらなくて。主治医の見立てでは、あそこまで痛くなることはないはずだ、というものでした。困った主治医が清水先生に依頼し、患者さんと話していただくと、彼女が自分のことをぽつりぽつりと語り始めたのです。子どもの頃にお母様が自殺されたこと、ほんとうのお母さんのように自分を大事にしてくれたお義母様が、半年前に同じがんで亡くなったこと。膨れ上がっていく恐怖心と、どうして自分ばかりがつらい思いをしなくてはならないのか、という怒りが、痛みを何倍も強く感じさせていたのです」

主治医にも看護師にも話せなかった胸のうち。その患者さんは抱えていた思いを言葉にし、外に出せたことで、その後、少しずつ落ち着いていったという。

「そして僕たち医師やスタッフも、清水先生にはいつも寄り添ってもらっている、という感覚があるんです。声を荒らげたこともないし、いつも穏やか。でも、とにかく熱い人です」

寄り添うことに長《た》けた人が、声を荒らげたこともない穏やかな人が、熱い人……？

私には最初、それがどういうことなのかよくわからなかった。だが、清水先生の外来と回診に密着し、清水先生に救われたという患者さんに話をたくさん伺ううちにその熱さの正体がだんだんわかってきた。清水先生自身、決して順風満帆な人生を歩んできたわけではなかった。「自分は何のために生きるのか？」と、もがき苦しんだ日々が、患者さんに真に寄り添う力となり、熱となっていた。

第二話

私、頑張らなくてもいいんですね

松川英子《まつかわえいこ》さん（六十五歳発症　子宮がん）

元気だけが取り柄の私は、どこへ行ったの？

東京の下町で地域に根ざした喫茶店を三十年以上も切り盛りしてきた松川英子さん。いつも店内には賑やかな笑い声が響き、お客さんからママと慕われ、休日にはご近所の仲間とゴルフを楽しんでいた快活な英子さんが、どうしてもだるさが取れないと病院を訪れたときは、すでに子宮がんがかなり進行した状況だった。

息子さんに付き添われて入院。検査が続く中でも、たくさんの友人、お客さんが頻繁に見舞いに来られ、病室はいつも賑やかだった。だが次第に、見舞い客が帰った後、カーテンを閉め切ってふさぎ込むようになっていった。笑顔が徐々に消え、「鬱々とした気分が続いてつらい」と看護師に訴えるようになった。それでも英子さんは、見舞い客が来ると髪を整え、元気そうに振る舞っていた。そんな様子を見ていた主治医からの依頼があり、清水先生との面談がスタートする。雪が静かに舞う季節のことだった。

清水先生には初めての患者さんの病室を訪ねるとき、必ず自分の胸に言い聞かせる言葉がある。

「一生懸命に聴く姿勢は、必ず患者さんに届く」

そんな基本ともいえる「信念」がいつも変わらず自分を支えてくれる。そして、そこに徹する態度が、患者さんの心に寄り添い、孤独の苦しみを慰めることになる、そう経験から学んだという。

清水先生が英子さんの病室を訪ねたとき、英子さんはベッドにちょこんと座って、窓越しに夕暮れの東京湾をじっと見ていた。国立がん研究センター中央病院は十一階から十八階が病室になっており、病室の窓からは高層マンション群、レインボーブリッジ、そして東京湾がきれいに見える。

「今、よろしいですか？」

清水先生は英子さんに声をかけた。英子さんは東京湾を眺めていた視線をゆっくりこちらに向け、ペコッと頭を下げた。

「はじめまして。精神腫瘍科の清水です」

胸元の名札を患者さんから見えやすいように身体をかがめ、静かに語りかけるように挨拶をするところから診察は始まる。

英子さんが最初に言ったのは、「今日も、夕日がきれいですね」だった。

「ええ、ほんとうにきれいですね。私もこの時間、ほっとしながら外を眺めることがよくあります」

「窓際のベッドにしていただいて有り難かったです」と、小さな声でちょっと申し訳なさそうに英子さんが言う。

幸い、そのときは同室にほかの患者さんがいなかったこともあり、清水先生は会話を続けた。

「担当のA先生からは、私が来ることをどのように聞いておられますか？」

「うちの病院には患者さんの話を聞いてくれる先生がいるので、一度相談してみれば、と言われました。A先生には余計な心配をさせてしまったのかもしれませんね」

「松川さんは、A先生に心配をかけさせてしまった、と思われているのですね」

と清水先生が優しく、英子さんの言葉を繰り返すように伝える。

清水先生のカウンセリングは、患者さんの言葉から鍵となる言葉を拾って相手に戻す、ということを繰り返しながら進んでいく。「あなたは、○○だと思っておられるのですね」と伝えることが、患者さん自身も気づいていない自分の考えを明確にし、さらに思い込みをほどくヒントにつながるからだ。

「担当医が精神腫瘍医に相談してみてはいかがですか、と勧めると、多くの患者さんはとまどわれるようです」

とちょっと困った顔をしながら清水先生が伝えると、今度は英子さんが、「ええ、その通り」とばかりに微笑んだ。

「自分のことを誰かに相談することってほとんどなかったので、うまく話せるかどうか」

「松川さんはこれまで、ご自身の悩みについては、ほとんど他人にご相談されずにいらしたのですね」

「人様に伝えても仕方ないことってあるじゃないですか。自分次第っていうか。聞かされた方も迷惑じゃないかと思って」

「迷惑、ですか？」

「うん、まあ」

「松川さんは、今、おつらい感じがありますか？」

「そうですね。元気だけが取り柄だったんですけど、そんな私は、いったいどこへ行っちゃったんでしょうかね」

「松川さんは、いつも元気印でいらっしゃったんですね」

「だって、みんな私に会うと元気になるって言ってくれるんです。それが唯一、人様のお役に立てることくらいで。明るい英子さんって言われるのが嬉しくてね。でも、なんだかこんな夕暮れを見ていると、心もとない気持ちになるんですよ……」

そう言うと、英子さんは黙ってしまった。

清水先生が、「よろしければまたお伺いいたしますので、いろいろとお話をしませんか」と提案すると、英子さんはコクン、と子どものようにうなずいた。

心配かけたくない、
そう思う必要があるのでしょうか？

二回目のカウンセリングは、病棟の外にある面会スペース近くの面談室で行われた。といっても、大きな窓から空が広く見え、圧迫感はない。精神腫瘍医との面談はプライベートなことに深く関わることがほとんどで、個室でない患者さんの場合、多くが面談室か外来用のカウンセリングルームで行われる。

面談室で迎えた英子さんは、病室で見るより小柄に見えた。ショートカットがよく似合っている。足元の真っ赤なスリッパにはミッキーマウスの可愛い顔がついていた。お孫さんが選んでくれたそのスリッパを英子さんは気に入っていた。


「そういえば、松川さんを慕っておられる方がたくさんいらっしゃるようですね。いつもお見舞いの方がいらしているんですよ、と看護師さんが話してくれました」

「はい。たくさんの方が来てくださって有り難いんですけど、本当はつらくて。正直なところ、今は誰にも会いたくない気分なんです」

「そうでしたか……。それはお身体がきついからですか？」

「身体がだるい、っていうのもあるんですけど、みんなの前でつらい顔を見せたり、愚痴を言ったりするわけにはいかないでしょ。心配かけたくないですから」

「松川さんは、来てくださった方に心配をかけるから、愚痴を言ったらいけない、と思われているのですね」

「ええ。でも、なんだかもう疲れてしまって……」

「そうでしたか。でも、私には少しわからないことがあるのですが、ひとつ、伺ってもよろしいでしょうか？」

「はい」

「松川さんは今、病気を抱えておられるのですから、つらい気持ちになるのは無理もないのではないか、そのように私は思います。なぜ、松川さんはお友達の前やご家族の前で無理に明るく振る舞わなければいけないと思っておられるのでしょうか？　あるいは、つらい顔をするわけにはいかない、と思っておられるのでしょうか？　なにか松川さんなりの事情があるのではないかと思いまして」

英子さんが、一瞬とまどう。なぜ、つらい顔をしてはいけないのか？　そんなことを聞かれるとは、思いも寄らなかったからだ。

「みなさんは心配して来てくださっているのですから、心配かけたくない、そう松川さんがことさらに思う必要はないようにも思うのです。つらい気持ちが伝わらないように無理に我慢し、それで松川さんが疲れてしまうことは、面会に来られる方も望んでおられないのではないでしょうか？」

「まあ、そう言われれば、そうかもしれませんね……。そういえば先生。私は、つらいって言葉を、人様に一度も言ったことがなかったかもしれないです。随分前に別れたダンナにも、君は肝心なことはなにも言わない、そう言われたことがありました」

そう話した後、英子さんはしばらく口をつぐんでしまった。なにかを考え続けている様子だった。そして、英子さんは視線を空に移し、上を向いたままぽろぽろと泣き始めた。

こういうとき、清水先生は無理になにかを聞き出すことはしない。清水先生も同じように窓の外に目を向けた。刻々と色を変える空を共に眺める時間がゆっくり流れていく。相手を信頼した上での不安のない沈黙は、言葉を交わさなくても、静かな会話を続けているようだった。

明るくいい子にしていないと、幸せが消えると思っていました

そして一週間後、三度目の面談の日。面談室に現れた英子さんはこれまでとは明らかに様子が違っていた。

「先生、私のこと、話してもいいですか？　聞いてもらえますか？」

といきなり、まるで子どもが秘密を打ち明けるときのように、モジモジとした感じで言った。

「もちろんです」と、清水先生が笑う。

「えっと、でも、どこから話したらいいか……」

「では、私から伺いましょう。松川さんが、周りの人にとても気を遣われるのはなにか理由がおありなのでしょうか？　いつから、そんなふうに我慢されるようになったのでしょうか？」

と尋ねると、英子さんは自分の境遇についてぽつりぽつりと話し始めた。


英子さんは、幼い頃に相次いで両親を病気で亡くしている。三歳で母親を、六歳で父親を。一人っ子だ。小学校一年生の三学期に生まれ育った山形を離れ、東京で印刷業を営んでいる叔父夫婦のところに引き取られた。

叔父夫婦は優しく英子さんを迎え、大切に育ててくれたが生活は厳しかった。東京の言葉にもなじめず、学校から帰ると、食事の支度をしながら叔父夫婦の帰りを待って過ごす毎日。暗い部屋でいつも一人ぼっちで、寂しくて、膝を抱えて過ごすことが多かった。なのに、叔父夫婦が帰ってくると、心配をかけまいと無理に明るく振る舞っていた。その頃のことを最近よく思い出す、と。

「叔父叔母は、私をほんとうの子どものように育ててくれました。運動会や音楽会にも、どちらかが時間をやりくりして観に来てくれました。でも、いつもどこか申し訳なく思っていました」

「どうしてですか？」

「私が一人増えたことで、生活がさらに大変になったことを子どもながらもわかっていたからです。夜遅く、疲れ切った様子で帰ってくる二人を見ていると、私のせいだ、なんて勝手に思っていました。だから、せめてもの気持ちで家族の食事を私が作っていました。そうすると、叔父や叔母が喜んでくれるし。『えいちゃんのお料理は、おいしいね』と言ってもらえると、嬉しかったなあ。小さい頃は、りんご箱を逆さにした台にのって、炊事場に立っていました」

「だから、松川さんはお料理がお上手になられたんですね」

「どうして先生は、そんなことをご存じなんですか？」

「松川さんの喫茶店はちょっとしたお料理も美味しくて評判だった、と先日、息子さんにお目にかかったとき、伺いました」

「あらっ」

と、英子さんはちょっと微笑んだ。

「私は、なかなか素直に叔父叔母のことをお父ちゃん、お母ちゃんって呼べなかったんです。母の記憶はほとんどないのですが、父のことが大好きだったので、叔父をお父ちゃんって呼んでしまうと、亡くなった父に申し訳ない気がして。そんな自分の思いをうまく言葉にもできず、叔父夫婦は私を育てにくかったかもしれません」

「叔父様は、その松川さんの思いをわかっておられたのでしょうか？」

「そうかもしれませんね。私を責めるようなことを、叔父叔母は一度も言ったことはありませんでした。でも、だからこそ言えなかったんです」

「なにを言えなかったのですか？」

「自分のほんとうの気持ちを、です」

「ほんとうの気持ち、ですか？」

「大事にしてもらっているのに、どうしても縮まらない距離があって、寂しくて。もっと近寄りたいのに、どうすればいいのかわからなくて。学校から帰って、暗い家で待っている時間は、どうしようもなく不安で。寂しくて……」

「寂しい、って、ずっと言えなかったんですね」

「……はい。変な子ですよね。学校でも叔父夫婦の前でも、いつも笑うようにしていました。だって、そうすれば必ずいいことがある、って、ずっと思っていたんです。明るい、いい子じゃないと、また幸せが消えていきそうな気がして」

「明るいいい子にしていないと、また幸せが消えていきそうな気がした？」

「そうなんです。病床にあった父が『えいちゃん、いつも笑っていなさいね』って、私の手を握りながら言ったんです。なのに、私、どうしても笑えなかったんです。目の前で苦しそうにしている父を見ていると怖くて怖くて、とても笑えなかった……。翌日、父は亡くなりました」

「そうでしたか……。ずっと、そうやって頑張ってこられたのですね」

「私、頑張ってきたんでしょうかね」

「はい。小さい頃からずっと寂しい気持ちを持っておられながら、ずっと明るく振る舞ってこられたんですよね。そして、その明るさがいつの間にか取り柄になっておられたのですよね。そういう松川さんは、ものすごく頑張ってこられたんだと思います」

清水先生が、そう力強く言った。そして、英子さんの目をまっすぐ見て、こうも言った。

「その頑張りが、今までの松川さんを支えてこられたのかもしれません。しかし今は、頑張らなくてはならない、という考えが逆に松川さんをつらくさせているのではないでしょうか。私としては、こんなときくらいは人に甘えてみてもいいようにも思うのですが」

英子さんの肩が震え出したかと思うと、次第に子どものようにおいおい声を上げて泣き出した。その声は、ナースステーションにまで届くほどだった。清水先生はしばらくの間、そっと英子さんのそばにいた。


それから半月後、英子さんは退院。清水先生のところには一度だけ外来面談で訪れている。家族や友人に気持ちを伝えられるようになり、ずいぶんと心が軽くなったこと。そして、喫茶店は閉じることになったが、家族や友人との時間を大切にして日々を過ごしていることを教えてくれた。

そして以前よりずっと、英子さんの表情は優しく穏やかになっていた。外では、春の訪れを告げるミモザの花が咲き始めていた。

コラム❷
「死の恐怖」とどう向き合えばよいのか

取材を進めるにつれ、人の数だけ固有のドラマがある、そんな当たり前のことに改めて圧倒された。それと同時に「死の恐怖」と向き合うとはどういうことなのか、どうしても知りたくなって、清水先生に聞いてみた。

――人は必ず死ぬとわかっているのに、いざ、自分が死ぬかもしれないとなると、なぜ恐れを抱くのでしょうか?

人間にはほかの動物と同様に生存本能があり、自らの死を予感させるものには強い恐怖を感じるようにできています。例えば高所に立つとか、どう猛な動物に遭遇するとか、ピストルを突きつけられるとか、そんなときは強い恐怖感に襲われ、動悸や震えが起こるなど、心も身体も強い反応を起こすのです。

一方で、人間がほかの動物と明らかに異なるのは、未来を予測できることです。死に対する恐怖を持ちつつ、自らの人生には必ず限りがあり、死がやってくることを頭では理解している。それは人間が進化したために生じた葛藤とも考えられます。

――進化ゆえ、のことなのですね。

ただ、中世の頃までは、人間は宗教的な価値観の中で死後の世界を理解することができていたのだと思います。現代社会では宗教の比重が相対的に軽くなり、「死」について考えること自体、一般的に避けられるようになりました。どこか「死」は不吉なもの、という考えと結びついているように思います。

そのような現代人が、突然「あなたの病気はがんです」と言われ、「死」を突きつけられるというのは、得体の知れないものが突然飛びかかってくる、そのような恐怖感なんじゃないかと私は想像するのです。よくわからないけれど「不吉なもの」。例えば、まっ暗闇の中で得体の知れない黒いものがうごめいていたりするイメージが湧くのかもしれません。

――そういう得体の知れないものから、人は逃れることができるのですか？

自分が死ぬとはどういうことなのか、自分がなにを恐れているのか、時間をかけて考えていくと、得体の知れない黒いものの正体がおぼろげながら見えてくるようになります。正体が見えてくると恐怖はやわらぎます。

――その正体が見えてくる？

はい。死の恐怖は大きく次の三つに集約することができます。❶死に至るまでの過程に対する恐怖、❷自分がいなくなることによって生じる現実的な問題、❸自分が消滅するという恐怖です。

――その恐怖を抱いた人に対して、先生はどのようなアドバイスを？

❶の「死に至るまでの過程に対する恐怖」とは、「がんは進行すると痛いとか、苦しむ、とかいわれているけれど、自分はほんとうに大丈夫なんだろうか？」という懸念のことです。その懸念に対しては、現在は苦痛をやわらげる治療がしっかりと確立されていることをお伝えします。そして、そのことを裏付ける科学的なデータも蓄積

されていますので、その情報もあわせて具体的にお伝えすると、みなさん安心されます。

❷の「自分がいなくなることによって生じる現実的な問題」については、そのことによって家族が経済的に困るのではないか、やり残した仕事をどうしよう、といったようなことがありますが、信頼できる人と相談しながら準備したり整理したりすることによって、その問題をどう解決するか、決めていくことができます。私は、その整理をするお手伝いをしています。そして最後に❸の「自分が消滅するという恐怖」が残りますが、少なくともここまで具体的に考えていくと、得体の知れないものというイメージはずいぶんと少なくなってきていると思います。

――でも、突きつけられた事実は変わらないので、恐怖そのものが消えることはないのでは？

人間というものは、正体がわからないと負の想像力を働かせ、その怖さを際限ないものとしてしまうところがあります。具体的に理解することで、少なくとも負の想像力は働かず、安心することができます。さらに、❸の「自分が消滅するという恐怖」。

無になることについて強い恐怖を感じる方もいますが、死後の世界が存在すると考えたり、あるいは死後の世界は存在しないと思う方でも、自分の思いがいろいろな形で受け継がれていくことに気づいたりすることで、安心される方は多いと思います。

——漠然としていると、不安がどんどん膨らむのですね。

はい。具体的に問題を認識し、理解することで不安はやわらぎます。それにたとえここまでご説明したプロセスで安心できなかったとしても、人間は何度も考えているうちに「恐怖馴《な》れ」するといわれています。これを心理学的な言葉でいうと「馴化《じゅんか》」といいます。例えば、毛虫が大嫌いな人がいたとします。その人を一時間、二時間ずっと毛虫から目を背けることができない状況下におくと、毛虫を見ていても自分にはなにも起こらないんだな、ということがわかるようになります。そして、すっかりその状況下に馴れていきます。できれば怖いものを見るときは、一人ではなくて優しい家族や友人がそばにいてくれる方が心強いのですが、いずれにしても、人は「恐怖馴れ」していく生き物なのです。

——どんな状況にも馴《な》れていけるのですか?

はい。がん告知の直後は、「自分は死ぬんだ」という恐怖でいっぱいだったのが、一カ月、二カ月すると、ほとんどの人は先ほどのようなプロセスを経て、湧き上がってくる恐怖に対し、「あっ、これはいつもの不安だな」程度のものに変わっていき、対処できるようになっていきます。人間は思いの外、強い生き物なのです。

——いつもの不安だな、なんて思えるようになるのですか?

もちろん個人差はありますが、告知直後の恐怖感は、時間が経つ中でやわらいでいきます。逆にいうと、告知直後の恐怖感が強い場合は、精神腫瘍科の受診も含め、きちんと対処した方がよいのです。

——精神腫瘍科を受診すると、恐怖はよりやわらぎますか?

あまりに恐怖が強い場合は、そのことについて話すこと自体が逆につらいことでしょうから、考えを掘り下げるようなカウンセリングは行いません。少しでもリラックスできる方法を一緒に考えるようにしますが、家族などの親しい方がそばにいてくれることが最も助けになると思います。また、担当医から安心できる情報を得ることも大切です。そのほか、一時的に強い恐怖をやわらげる方法として安定剤などの薬を投与することもあります。精神科の薬については抵抗感がある方も多いと思いますが、少し落ち着いて考えられるようになるために専門家と相談して使用すれば、薬は便利な道具であるともいえます。

もし患者さん自身が困っていることについて話したり、考えてみたりできる状態であれば、その方の中で混沌としている気持ちを丁寧に伺っていきます。前述の❶❷❸の内容に分けながら問題を整理していき、それぞれの対処法について一緒に考えるようにします。

――一緒に考えていただける、というのが、患者さんにとっては有り難いと思います。

私が考える、というのではなく、質問を重ねながら、患者さん自身の考えを明確にしていく、そして苦しんでいる考えに捉われている場合は視点を変えていく、といった方が正しいかもしれません。

第三話

子ども達への遺言

大塚奈保子《おおつかなほこ》さん（三十七歳発症　胆管がん）

愛する人と可愛い子ども達に囲まれて

大塚奈保子さんは、大学時代に所属していたラグビー部の先輩と恋をして結婚した。奈保子さんはマネージャーで、一つ上の彼はフランカー。その彼、敬太さんは普段はおとなしく、あまり自分を出さないタイプだったが、グラウンド内では誰よりも声を出し、勇敢だった。そんな敬太さんを奈保子さんは大好きだった。二人が結婚したのは、奈保子さんが大学を卒業して二年後のこと。その結婚をなによりも両親が喜んでくれた。奈保子さんの父もラガーマンで敬太さんの活躍を学生時代からみんなで見守っていたこともある。

結婚生活は共働きをしながらの楽しい日々だったが、子宝には恵まれなかった。五年が過ぎ、二人で相談して不妊治療を始め、その一年半後に授かったのが優太くんだった。難産となり、丸一日かけて優太くんが産まれたときの敬太さんの喜びようを、奈保子さんは忘れることができない。涙でぐしょぐしょになった顔のまま、産婦人科の先生の手を握って「ありがとうございます、ありがとうございます」とあまりに繰り返すので、先生に「もう十年分のお礼を言われた気分です」と笑われたほどだった。そしてその二年後に、今度は梨々子ちゃんを授かる。女の子が生まれてますます賑やかになった。愛する人の子どもに恵まれて、奈保子さんはほんとうに幸せだった。

自分が壊れていく

そんな奈保子さんにがんが見つかったのは、優太くん六歳、梨々子ちゃん四歳のときだった。だるさが消えず、みぞおちの辺りに時折やってくる鈍い痛みが気になっていた。心配になって近所の内科に行ったこともあったが、風邪の症状と重なっていたこともあり、検査もせず済ませてしまっていた。二人の子どもを抱え、ＩＴ企業で仕事を続けていた奈保子さんはとにかく忙しく、いつも自分のことは後回しになっていたのだ。だがある日、職場で立ち上がれないほどの痛みに襲われ、そのまま病院へ運び込まれて入院。検査の結果は胆管がんのステージⅢだった。

その日から奈保子さんの目の前の世界が一変することになる。最初に入院した病院から、国立がん研究センター中央病院へすぐに転院。奈保子さんの気持ちがその変化に全く追いつかないまま手術となった。子どものことが気になって仕方がないが、子ども達に会うこともできない。身体は泥沼に深く沈められたようなだるさだったが、せり上がってくる不安と苛立ちで眠れない。どうしてもっと早くほかの病院に行かなかったのだろう……、なぜ私がこんな病気に……、いつまで生きられるんだろう……。押し潰されていく未来を前に、奈保子さんは自分が壊れかけていくのを感じていた。

そんな中、主治医が「この病院には心の専門家がいます。もしかしたら、大塚さんのお気持ちを整理するのに役立つかもしれません。一度、お話しされてみませんか」と清水先生を紹介してくれた。

奈保子さんはとにかく混乱した気持ちを誰かに話したかった。「ぜひお願いしたい」と、すぐ主治医に頼んだ。夫は変わらず優しかったが、両家の母親が協力してくれているとはいえ、子ども達を守り、仕事をし、家事までこなしてくれている夫に、深い絶望の闇に引きずり込まれつつある自分の気持ちを、そのままぶつけることはとてもできなかった。

幼い二人の子どもを置いて
死ねないのです

奈保子さんとの最初の面談のことを、清水先生は鮮明に覚えている。臨床の現場では

「なぜ、こんなに理不尽なことが起こるのだろう」というやりきれない感情が湧くことが多々あるが、奈保子さんの命の見通しが立たないという過酷な現実は、まさにそうだった。

奈保子さんは挨拶もそこそこに、清水先生の顔を見るなり一気に話し始めた。

「先生、ほんとうにどうすればいいのかわからないんです。今できるすべての治療を受けました。でも、再発の可能性が高いがんだと言われています。上の子はまだ小学校に入ったばかりです。下の子はまだ四歳なんです」

「お子さんはまだ小さくていらっしゃるのですね……」

「ええ、まだまだ私の手助けが必要なんです。こうやって入院しているだけでも、家族は大変で、子ども達は寂しがっています」

「お子さんのお名前はなんとおっしゃるのですか？」

「上は優太で、下は梨々子と言います」

「優太くんは、どんなお子さんでいらっしゃいますか？」

「優しい子なんです。お友達が転んで泣いていたら、すぐに駆け寄っていくようなところがあります。三月生まれなので、運動会のダンスとか、みんなについていくのがやっと。

でも最近ラグビーを始めて、ちょっと変わってきたんです。身体は小さいんですけど、自分からどんどんタックルに向かっていくんです。大きなお兄ちゃんを倒すと、とっても得意気な顔をして……」

「そうですか。優太くんは、優しくてラグビーが大好きなお子さんでいらっしゃるんですね」

「はい。主人は優太がまだハイハイをしていた頃から、丸じゃなくて楕円のボールを持たせていました。二歳の頃、お友達のボールが丸くて、まっすぐ飛ぶのを見て不思議そうにしていました。今は家でパパと一緒にパスの練習もします。そんな姿を見ているのが私は幸せなんです。おじいちゃんもおばあちゃんも優太がラグビージャージを着て頑張ってるのが嬉しくて。日曜日の練習には、みんなで観に行ったりしています」

「優太君は、みなさんに愛されて育っておられるのですね。梨々子ちゃんはどんなお嬢さんですか？」

「梨々子は、物怖じするところが全然ない子なんです。お兄ちゃんの影響で仮面ライダーが大好きで、保育園でもお姉ちゃん的存在のようです。でも、家ではとっても甘えん坊さんなんです。私の膝の上が彼女の特等席で、眠るときは、なぜか私の小指をつかんだまま寝るんです。私がそばにいないと梨々子は寝られない子なんです。今、どうしているのかと思うと……」

奈保子さんの目から涙が溢れ出て、止まらない。

「梨々子ちゃんは、お母さんが大好きなんですね。今、二人のお子さんはどうされているのですか？」

「実家の母が面倒を見てくれています。父も定年退職して家にいるので、子ども達の相手をしてくれたりしています」

「では、安心して任せられる状況ではあるんですね」

「そうなのですが、私のためにみんなが大変な思いをすることになってしまって……」

こんな大変な状況なのに家族を気遣い、自分を責めていることが清水先生は気になったが、子どものことに話題を戻した。

「お子さんには、病気のことは話されましたか？」

「いえ、詳しくは話していません」

「では、今の状況をなんと？」

「ママはお腹が痛いのを治すために入院しているよ。もうすぐ帰るからね、って言っています。がんセンターには子どもが来られないじゃないですか。だから、スマホを使って顔を見ながら話をしたりはしているんですが、いつも梨々子がママ、ママ、って泣いてしまって……。夫とも相談して、この頃は連絡を控えるようにしています」

がんセンターでは患者へのウイルス感染のリスクを考えて、中学生以下の子どもの面会はできないのだ。

「お子さんとの連絡を控えるようにされているのはどうしてですか？」

「顔を見ると余計にあの子達もつらいかな、と思って」

「大塚さんも、お子さんと連絡するとつらくなられますか？」

「いえ、連絡を我慢している方がつらいですね……」

「お子さん達は、連絡がないことをどう思っておられるのでしょうか？」

「やっぱりつらいと思います。でも、連絡をしていいものか……。正直、どうしたらよいのかわからなくて」

「一般論ですが、大人も子どもも同じで、わからないと疑心暗鬼になって、いろいろと悪い想像をしてしまうところがあります。お母さんがどうしているかわからない、という状況が不安を大きくさせる、ということがあるように思います」

「確かに、そうかもしれません……」

「幼いお子さんでも、今、なにが起きているのかを感じ取っていると思います。もし、感じ取っているものの正体がわからないと、子どもは実際に起きていることよりももっと悪いことを想像してしまいます。もしくは、自分のせいでそうなってしまったのだ、と思ってしまうケースもあります」

「自分のせいでそうなった？」

「はい、小さな子どもはなんでも自分のせいにしてしまうところがあります。自分がなにかをしてしまったから、お母さんが病気になったのだ、というふうに考えるんです」

「そんなふうに思ってしまうのは絶対に困ります。なんとなくごまかすというのはよくない、ということなんですよね？」

「はい。それに、なんとなくごまかす、というのは難しいと思います。ご主人様はなんとおっしゃっておられますか？」

「主人は子ども達には、ママは病気と闘っているから、パパと一緒に頑張ろうね、って言ってくれているようです。どこまで子ども達に伝えるのがいいか、二人で迷っていたところです」

「優しいご主人でいらっしゃるのですね」

「ええ、主人にはほんとうに感謝しています。来週、やっと退院です。そのとき、子ども達に話してみようと思います」

「〝Hope Tree（ホープツリー）パパやママががんになったら〟というサイトがあります。そこには、子どもに病気のことをどうやって伝えるとよいかが詳細に書かれています。一度ご覧になってみてください。また、当院にはホスピタブルプレイスタッフといって、子どもの心理のことを熟知している専門家がいます。よろしければ、ご紹介させてください」

「ありがとうございます。そのような方をご紹介していただけると心強いです」と言いながら、また奈保子さんの表情が暗くなった。

「でも先生、どうして私が、がんにならないといけなかったのでしょう……」

「大塚さんは、どうして私ががんになったのか、そう思われているのですね。そのことについて次回、じっくりお話をしませんか」

「はい。お願いします。先生、私は絶対、死にたくないんです。がんに勝ちたいです。まだ幼いあの子達を残して死ぬことなんてできないです。助けてください……」

目を真っ赤にして、そう訴える奈保子さんを前に、清水先生は、「一緒に、今できることを考えていきましょう」と伝えるのが精一杯だった。三日後に面談の約束をして、初回は終わった。

「あなたのせいで病気になったのではない」

退院の前日が二回目の面談となった。ご主人の敬太さんから希望があり、今回は三人でのカウンセリングとなった。奈保子さんを気遣い、敬太さんが椅子をひいて、ゆっくり奈保子さんを座らせる。敬太さんは清水先生に向かって、「妻がお世話になっております」と伝え、深々と頭を下げた。いかにもラガーマンという感じの分厚い胸板に、白いTシャツがよく似合っていた。

「初めまして、精神腫瘍科の清水です。どうぞ、ご主人もお座りください」

そう先生が勧めると、緊張した様子のまま、敬太さんが奈保子さんの横に座った。

「ありがとうございます。よろしくお願いします」

「今回、ご主人からもお話があると伺っております。気がかりなことがあればなんでもおっしゃってください」

「妻が入院してから、小学一年の息子がおねしょを頻繁にするようになりました。それにこの間は、女の子の傘をわざと折って泣かせたそうです。どうしてそんなことをしたのか聞いても理由を言わないんです。優太の気持ちが不安定なのは仕方がないことだと思っています。妻から先日の先生とのお話を聞きました。そんな状態のときに、母親の病気のことをありのまま伝えてしまって、ほんとうに大丈夫なのでしょうか？」

奈保子さんは、そんな息子さんの話を初めて聞いたようで、両手で顔を覆いうつむいた。

「伝えて大丈夫なのか？　というお話ですね。ちなみに、お嬢さんはどんなご様子ですか？」

「娘はずっと私のそばを離れようとしません。保育園に行くのも嫌がっていますが、そこはなんとかごまかしごまかしです。義母に迎えをお願いし、私が帰ってくると、私のズボンとか、ワイシャツの裾とかどっかをずっと摑んでる、そんな感じです」

「ご主人も本当によく頑張っておられるのですね。お子さんには、ママの病気について、どのように伝えておられますか？」

「ママはね、お腹が痛い病気なんだよ。二人がいい子にしていたら、ちゃんとママは帰ってくるから、頑張ろうね、と伝えています」

「いい子にしていたら帰ってくるよ、とお伝えになったのですね？」

「あっ、はい」

敬太さんが、少し慌てる。

「いい子にしていたら、というのは、やめておいた方がいいかもしれません。このようなことを申し上げて恐縮ですが、もしママが帰ってこられなかったら、『いい子じゃなかったから、ママが帰ってこないんだ……』と、お子さん達が自分を責めてしまうかもしれません」

「ああ、確かに。ママを心配させないように頑張ろうね、というつもりだったのですが」

「ご主人は、この状況を一緒に頑張って乗り越えようね、と伝えようとされてきたのですね。お子さん達に会ったことはないですが、その気持ちは、お子さんにちゃんと伝わっていると思います。ただ、お子さんが自分を責めてしまうことは、できれば避けたいですよね」

「それは困ります。どういうふうにしたらよろしいですか？」

「小さな子どもでも、きちんと理解できるという前提に立ち、現状をそのまま伝えられるといいと思います。今、ママはがんという病気と闘っていること、ちゃんと病院でいろいろな人がママを助けようとしてくれていること。ママはいつも優太くんと梨々子ちゃんのことを考えていて、そばにいたいと思っていること。そしてこのがんという病気は、自然にできたものであって、誰のせいでもないこと。優太くんや梨々子ちゃんのせいでは決してないことを、まずはお伝えになるとよいかと思います。ママのお膝の特等席に梨々子ちゃんをぜひ。優太くんも順番に座らせてあげて話されるとよいのではないでしょうか。〝なにを伝えるのか〟と〝どう伝えるか〟です」

「僕が伝えるより、妻が自分の口で伝えた方がよいのですね」

「はい。ぜひ奥様から話してください。でも、ご主人もそばにいてフォローしてあげてください。どんな状況でもパパが守ってくれる、そう感じることも重要です」

「わかりました。私は家族を守りたいんです。なのに、私は妻の病気にこんな状態になるまで気づかなかった……」

「胆管がんは、ほかのがんに比べて症状の出にくいがんなのです。気づかなかったのは、ご主人のせいではないと私は思います。あと、お子さんにはちょっとしたことを手伝ってもらうといいかもしれませんね。大切な人の役に立てている、と思えることは気持ちを落ち着かせることにもなります」

「今も息子は洗い物を手伝ったり、洗濯物を一緒に干したりしてくれています。娘は妻が大事に育てているベランダの花に、小さなじょうろで毎日かかさず、水をやってくれています」

二人のやりとりを、黙って聞いていた奈保子さんは、とめどなく涙を流しながら、「早く帰りたい」、そうぽつりと言った。

普通の生活こそが奇跡なのですね

その三カ月後、奈保子さんにリンパ節と肺への転移が見つかった。その報告と相談もあって、奈保子さんは清水先生の外来診療を訪ねた。

「先生、再発しました。悔しいです。最初の面談のとき、どうして私ががんにならなくてはいけなかったのか、って先生に言いましたよね。今もその気持ちは変わりません。健康な人が羨ましくて仕方ないです。目の前を通るすべての人が幸せそうに見える。あっ、だからがんセンターに来ると不謹慎だけどちょっと安心します。ここにいる人みんな、がんなんだな、って。みんな苦しんでるんだな、私だけじゃないんだな、って」

「そうですね。たくさんの方がそれぞれの事情と気持ちを抱えてここにいらっしゃっていますからね」

「毎朝、マンションのベランダから、ランドセルを背負って登校する優太、パパに連れられて保育園に行く梨々子の姿を、見えなくなるまでずっと見送るのが日課となりました。その後、洗濯をして、掃除をして、ご飯を作って、『おかえり』って迎える。そんな普通の生活こそが奇跡なんだと身に染みてわかりました」

「普通の生活こそが奇跡、どうしてそう思われるようになったのですか？」

「だって、そんな普通の生活はほんとうに、簡単にあっという間に壊れちゃうんです。そうだとわかってから、どの一瞬も大事にしたいと思うようになりました」

「お子さんには、病気のことはお伝えになりましたか？」

「先生からアドバイスを受けて、子ども達に私ががんであることを伝えました。ママは、パパや優太や梨々子とずっと一緒にいたいから頑張るからねって。髪がなくなってしまった理由も、それでよくわかったようです。梨々子が、私の頭を何度も撫でてくれました」

「そうですか。お子さん達はそんなふうに応えられたんですね。すごいですね」

清水先生の目頭も熱くなっていた。

「お子さん達は落ち着いて聞いておられましたか？」

「はい。驚くほどちゃんと。話を聞き終えたあと、優太が目に涙をいっぱい浮かべて、『ママは死んじゃうの？』って聞いてきました」

「なんて答えられたのですか？」

「『ううん、死なないよ』って答えればよかったのかもしれないんですけど、私もどこかでこうなることがわかっていたんだと思います。『ママはね、どんなふうになっても、優太と梨々子のそばにいるよ。優太が胸にぎゅって手を当てて、ママに話しかけてくれたらいつでも答えてあげる』って言いました。もう少しいい伝え方があったのでは、って今も思うんですけど。でも、あのときから子ども達が急にしっかりしたような気がします」

「お子さん達は、ちゃんと受け止められたようですね」

「でも、私が両親にしてもらったようなことを、私は、あの子達にしてあげられないんです。私はなにかあったら、いつも母に話を聞いてもらって大きくなったんです。わがままもいっぱい言ってきました。困らせることも、たくさん。だけどあの子達は、こんなに小さいのにわがままを言わなくなっちゃったし、これからどうやって……」

「大塚さんは温かいご両親に育てられたのですね」

「先生、教えてください。別れなくてはいけない家族に、私がこんなに愛しているってことを、こんなに大切に思っていることを、どうしたら伝えられますか？　幸せでいて欲しいと願っていることを、どうしたらちゃんと残せますか？」

「どうしたらいいでしょうね……。この方法が最も良いというものはないのですが、お母さんを視覚的に思い起こせるものがあると嬉しい、ということはいわれていますので、お子さんにメッセージを残されるのは大賛成です。大塚さんがお子さんの立場だったら、あるいはこの子だったらどうしてあげると嬉しいのかと考えて、ご自身が良いと思われる方法でお伝えになってはいかがでしょうか。とにかく、ありのままの気持ちをまっすぐに伝えられるのが、一番心に届くように思います」

「そうですね。考えてみます。今はとにかく、目の前の幸せを一つずつ味わうように、子ども達や夫と過ごしたいです」

どんなときも大丈夫。ママがついているから

双方の親を含めた家族会議の結果、奈保子さんは家族も一緒に過ごせる緩和ケア病棟の

ある病院へ入院することになった。その病院ならば、子ども達が来たいときにいつでも来れる。一緒の部屋で寝ることもできる。そんなふうにして最期までの時間を奈保子さんは過ごした。

その時間の中で、奈保子さんは子ども達に手紙を書き始めた。優太くんと梨々子ちゃんそれぞれの十歳、十五歳、二十歳の誕生日に向けて書いた。母親に頼んで、きれいな封筒と便箋をいくつか買ってきてもらい、そのときの子ども達の年齢に合わせて、どれに書くかをじっくり考えて選んだ。どんな学校生活を送っているだろうか、十五歳だとちょっと切ない恋もしているだろうか、受験は大丈夫だろうか、部活は？　優太はラグビーを続けているだろうか、梨々子はどんな女の子になっていくんだろう……。その時々の子ども達の成長を想像しながら、一通一通、語りかけるように書いた。それは、切なくて切なくて仕方ない時間だったが、奈保子さんをとても幸せで豊かな気持ちにしてくれた。どの手紙にも欠かさず最後に記したのは、「ママは、いつもあなたのそばにいます。愛しています」だった。「愛している」と書くのは、思春期の子どもにどうかとも思ったが、清水先生の「ありのままの気持ちをまっすぐに伝えることが、一番届くのではないでしょうか」との言葉を思い出し、そう書くようにした。

子ども達を愛している、夫を愛している、自分を育ててくれた親を愛している……、心から愛せる人に囲まれて生きてこられたことが、どれほど幸せな人生だったか、奈保子さんは心から感謝するようになっていた。

ほんとうは梨々子ちゃんの成人式用の着物なども揃えたかったが、形に残るものはあえてやめることにした。もし、新しいお母さんがやってきたとき、奈保子さんが選んで買ったものがあることは、その新しいお母さんとなる人に申し訳ないと思ったからだった。子どものためになにかを揃える、準備する、というのは母親としての喜びであることを奈保子さんはよくわかっていた。

敬太さんならすぐに再婚できる、と確信していた。そして、そうあって欲しかった。病気になった直後は、そんなことを考えるだけでも嫌だったが、どんな状態になっても、出会った頃と変わらない笑顔と愛を向けてくれる夫を見続けていると、嫉妬の気持ちは消えていった。心から、この人に幸せな人生を過ごして欲しい、そう思うようになった。敬太さんは奈保子さんの病気がわかったときも、ベッドから起き上がれない状態になったときも、変わらず「大丈夫。俺がついているから」と言い続けた。それがどれほど奈保子さんの力となり、不安と恐怖をやわらげ、気持ちを満たしてくれたことだろう。

「どんなときも大丈夫。ママがついているから。愛してる」

それが、奈保子さんの最後の言葉だった。

コラム❸

人は自分自身の物語を生きている

がんになると、多くの人は自分に対する考えを悲観的に変えてしまうことが多い。

ある六十代の男性は、蕎麦職人としての誇りを胸に仕事一筋に生きてきたが、根治の難しいがんだと告げられ、「自分はもう生ける屍で、死を待つだけだ」「家族に迷惑をかけるだけの無用な存在だ」などと、絶望的な考えを持つに至ってしまった。

がん告知が、「誇り高き職人」という自己像を「生ける屍」に一気に変えてしまったのだ。


一つの出来事に圧倒されて、視野が狭くなっているときは、「生い立ちから現在に至るまでの歴史を物語ることを勧めます」と清水先生は言う。

実際、二〇一六年秋から清水研先生主導でスタートした「レジリエンス外来」では、まさにその〝患者さん自身の物語を語ること〟を治療の柱にしている。

自分はどのような両親のもとに生まれて、どのように育てられたのか。学校に通うようになって、友達とどのように過ごしたか。思春期にはどのような変化があったのか。どのような恋愛をしたのか。社会に出てからどのようなことを大切にしてきたのか……。節目となるような出会い、別れ、失敗談や成功談など、一連の大切な出来事を思い起こすことで、自分自身の物語は、過去の大切な経験の積み重ねの上に成り立っていることに気がついていく。

先述の蕎麦職人の男性に、これまでの人生を思い出すがまま語ってもらった。厳格だが優しい両親に見守られ育てられたこと。戦前から続く蕎麦屋を継いで人に喜んでもらおうと一生懸命修業したこと。多くの仲間とともに商店街を盛り上げようと、さまざまな交流をしてきたこと。優しい息子が蕎麦屋の後を継ぐべく努力してくれているが、まだ心細いこと。今の自分は直接手伝えないが、息子に助言くらいならできること……。その物語は、自ら語るうちに、がんになってしまったという絶望的なものから、暖かい色彩を帯びたものへと変わっていった。

がんになったことで彼の物語はしばし書き直しを余儀なくされたが、現時点においても、彼は決して「生ける屍」ではなく、「息子を見守る父親」の物語の中で生きているのだ。

「言葉が世界を創る」というのは、一つの真実である。

厳しい出来事の後に視野が狭くなってしまっているときこそ、自分では気づいていない部分にきちんと光を当て、その人の正当な物語を紡ぎだすための、温かい聞き手の存在は大きい。それは精神腫瘍医の専門とするところだが、患者さんが家族、親戚、友人、恋人など、大切な人に向けて自らの思い出を語る中でも、さまざまな物語が紡ぎ出されているはずである。

第四話

誰もが死を前提に生きている。僕はあきらめない

丸山雄也《まるやまゆうや》さん（二十五歳発症　胃がん）

精神腫瘍医のミッション

「医学は大きく進歩したが、それでもすべての病気を治療するには至らない。末期がんなどの病気に罹《かか》った患者は、その現実を受け入れなければならない。医師は患者のために環境を整えたり、状況と向き合う手助けをしたりはできるが、最終的には患者本人が、考え方や価値観を変えていく必要がある」

これは、ハーバード大学のケネディスクールで三十年にわたり、リーダーシップについて研究を続けてきたロナルド・ハイフェッツ教授の言葉だ。教授は精神科医でもある。

清水先生は精神腫瘍学の勉強会などで、このハイフェッツ教授の言葉を、必ず伝えるようにしている。さらに「進行・終末期のがん患者に対して精神腫瘍医ができることは、患者さんが抱えている問題を取り除いて解決することではなく、困難な状況に患者と家族が向き合うのを手助けすることである」と繰り返し伝えている。

深い孤独。がん再発の絶望から

　丸山雄也さんは大学卒業後、希望していた会社への就職が叶わず、弁護士を目指して勉強を続けていた。満を持して臨むはずだった三年目の試験本番前日、胃がんであることが判明。すぐに胃の三分の二を摘出し、化学療法を受けたが、さらにその半年後、腹膜へ転移していることがわかる。

　その転移が見つかった一週間後、雄也さんは睡眠薬を大量に飲んで自殺を図った。幸いなことに母親に発見され、救急車で搬送。命に別状はなかったが、腹水が溜まっていたことや、精神面でのフォローが必要と診断されたため、国立がん研究センター中央病院に入院することになった。翌日から清水先生との面談が始まった。

　清水先生が「ご気分はいかがですか」と声をかけると、雄也さんはうつろな表情で「いいはずがないじゃないですか。あなたに、この気持ちがわかりますか」と言葉を返した。

　がん再発という現実は、誰であっても「死」を猛然と身近に感じる体験となる。その恐ろしさは、いともたやすく精神を蝕んでしまう。

「あのつらい治療はなんだったんでしょうか。どうせもう治らない。僕には時間もない。それにいいかげん、この痛みから、苦しみから、解放されたい。僕は死ぬことすらできなかった……」

と、雄也さんは思いを一気に吐いた。

「丸山さん、今のお気持ちを話してくださったのですね。それほど、つらい気持ちでいらしたのですね」

「絶望的な気分です」

「痛みから解放されたいとおっしゃいました。痛みに関しては、さまざまな症状を抑える技術が開発されています。薬物療法でやわらげることができます」

「そうですか。でも、それって結局、後手後手に対応していくしかない、ってことですよね。なにも根本は解決しないじゃないですか！」

それは、怒りに満ちた声だった。うねる波のように病室に広がり、沈む。

「すみません。私のお伝えの仕方が良くなかったかもしれませんね」

と、清水先生が思いがけず頭を下げて謝った。その様子に、雄也さんは、はっと我に返ったように慌てた。

「あっ、すみません。申し訳ないです。いえ、先生は悪くないんです。入院生活が始まってから、ずっと孤独で、ずっとつらかったから、気持ちが抑えきれなくなりました」

「ずっと一人で、そのつらい気持ちを抱えていらしたのですね」

「先生、僕にまだ生きている意味なんてあるのでしょうか？」

雄也さんの目はまっすぐに清水先生に向けられていた。

「丸山さんは、生きている意味がわからない、と思われているのですね。もう少しお話を伺わないと、私にどのようなお手伝いができるかわかりませんが、今の状況をどのように考えれば丸山さんが生きる意味を見出せるのか、気持ちが少しでも楽になれるのか、私も一緒に考えたいと思っています。よろしければ、時々こうやって話をしませんか？」

「いいんですか？」

「もちろんです」

「こんな話を誰ともできなかったので、それは有り難いです」

そう言うと、雄也さんはちょっとほっとした表情を見せた。その後、清水先生との面談は、三日に一度の割合で五回続けられた。

僕には生きる意味があるのだろうか

雄也さんとの面談は、午前中か午後の明るい時間帯に行われた。まずは雄也さんの気持ちを表に出し、考えていることを素直に話してもらうことが大事だった。

がんセンターでは感染のリスクなどがあるため、花を飾ることはできないが、雄也さんのベッドサイドには、お母様が折られた赤と緑、そして青の千代紙の折り鶴が三羽、ちょこんと置かれていた。

「先日、丸山さんは、僕に生きる意味があるのか、とおっしゃっていましたね。それは、どういうことでしょうか。もう少し思っておられることをお聞かせいただけませんか」

簡単な挨拶の後、単刀直入な清水先生の問いから、二回目の面談は始まった。

雄也さんは、ゆっくりと話し始めた。

「僕はここ数年、十年、二十年先の将来を目指して頑張ってきました。思うようにならない現実の中で、なんとか今年、弁護士試験に合格すること、それが第一目標だったんです。そのために必死でした。そして十年後には、僕自身の弁護士事務所をどこで開いているか、どれくらいの規模にしていたいか、そんなことまで考えていました。その頃には結婚して子どもが二人くらいいるといいな、なんてことも」

「なるほど」

「そしてその先は、単なる弁護士にとどまらず、企業パートナーとして経営者にさまざまな提案ができる立場になっていたい、と。でも、そんな夢はもう消えてしまいました。再発して、いよいよ残された時間がわずかだと言われても、もう僕は、どうすればいいのかわからないんです」

雄也さんは吐き捨てるように言った。

「ヒントを求めて、いくつかの本も読んでみたんですが、ずっと命が続くことを前提で書かれていて、読むほどに気が滅入るばかりでした」

清水先生は何度もうなずきながら、雄也さんの話を聴き続けた。

「確かに、多くの本は生き続けることを前提として書かれているかもしれませんね。それもよく考えると変な話ですね」

「変な話？」

「はい、変な話です。実際は誰もが死を前提として生きているのに、それが抜け落ちています」
今度は、雄也さんがうなずき、「なるほど」と言った。生きる意味とはなにか、それはまた次への宿題となった。

清水先生は患者さんの気持ちを理解しようとするのと同時に、会話を通して自分が理解したこと、感じたことを、再度言葉にして患者さんに投げかけるようにしている。「考え」や「感情」のキャッチボールをしながら、患者さん自身が、自分の考えや気持ちにおぼろげながらも気づいていくことが大事なのだ。

楽しそうにしている人を見るのがつらい

三回目の面談のときは、化学療法の後だったこともあり、雄也さんはだるくてとてもつらそうだった。身体の苦しみは、心の苦しみを何倍にもする。この苦しみはいつまで続くのか、もううんざりだ、なにもかもやめてしまいたい、そんな虚無感が彼の全身を覆い尽くしていた。

「どうして、僕は若くしてこんな病気になったのだろうか、そんなことを考えると、負のスパイラルが止まらなくなるんです」

「負のスパイラル？」

「はい。恨めしくなります。楽しそうにしている人を見ると、つらい。普通に健康に生きている人を見ると、『のうのうと生きやがって』と思ってしまうんです。どんどん恨めしくなる」

正直なところ、清水先生だってたじろぐ。自分に対しても、「のうのうと生きやがって」という怒りの矛先は向いているにちがいない、そう思うからだ。そして、こういう体験をするたびに、怖いという感覚に包まれる。それでも、自分の中でその怖さに対してひと呼吸おき、患者さんに温かい言葉をかけるための術《すべ》は長い臨床の現場で得てきている。

「恨めしい、と思われるのですね」と、清水先生は静かに答えた。

「はい、恥ずかしいことなのかもしれませんが」

「どうして、恥ずかしいと思われるのでしょうか？」

「だって、醜くないですか？」

「醜い、でしょうか？」

「違いますか？　醜くないですか？」

「はい。私がお会いしてきた患者さんで、つらい気持ちを抱え、恨めしいと思う気持ちになる、とおっしゃる方はとても多かったです。私はそのような考えが湧くのは無理のないことだと思います。なので、恥ずかしいとか醜いとか、そのように思われる必要はまったくないと思います」

「そうでしょうか……」

清水先生は、このように悩み苦しんでいる中で、自ら、「恨めしい」という負の感情を持つことを禁じる必要はない、そう強く伝えたかった。

「先生、僕のいったい、なにが悪かったというんでしょうか……。なぜ私がこんな目に遭わなければならないんでしょうか……」

どうすることもできない憤りの感情を、雄也さんはそのまま正直に清水先生にぶつけた。

清水先生にも、なんと答えたらいいかわからないときがある。そして、雄也さんが少し落ち着いた頃、苦し紛れではあったがこんな質問をした。

「丸山さんは激しい怒りの感情を抱えておられるのですね。その怒りの感情が自分の境遇に向き、いっそ生まれてこなければよかった、と思うことはありますか？」

「それは、ちょっと難しい質問ですね……」雄也さんはしばらく考え込んでしまった。

「今の自分」と「健康だった自分」を比較して恨めしく感じることがあっても、「こんな境遇になるならば、いっそ生まれてこなかった方がよかったのか？」ということについては雄也さん自身、考えたことがなかったのだろう。「今は確かに苦しいけど、生まれてこなかった方がよかったと言いきれるのか？」と、雄也さんは考えてみた。「生きることの意味」は、この質問によって、また掘り下げられた。

雄也さんは「生きる意味について」「死について」、真剣に誰かとずっと話したかったにちがいない。けれど、自分を心配してくれる両親にありのままの気持ちを話して、これ以上悲しませることなんてできなかった。また彼は、友人にも話せなかったという。彼にとって今は、普通に暮らす同年代の友人の顔を見ることすら、つらいことだった。

死を免れることができる人なんて、
誰もいないのです

一週間後、清水先生が病室を訪ねたとき、雄也さんはｉＰａｄのゲームでひとり将棋をしていた。このところ薬の調整もうまくいき、体調の方は落ち着いている様子だった。

「どう、おもしろいですか？」

そう尋ねると、雄也さんはコクンと子どものようにうなずいて笑った。幼い頃からよくお父さんと将棋を指していたそうだ。田舎のおじいちゃんにも教えてもらったこと、小学六年生のときには地域の将棋大会で大人に交じって参加し、一位になったことなど、いろいろ思い出話をしてくれた。

清水先生も「自分は将棋が苦手だが、オセロでは誰にも負けたことがない」と話すと、雄也さんは「先生も負けず嫌いだなあ」と言って笑った。笑顔が時折見られるようになったのは、大きな変化だった。

「でも、先生。死から逃れることができない今の自分は、将棋にたとえれば、詰んでいる状態です。どうにか詰みから逃れられないかと、数えきれないくらい手を読んでみるのですが、どうやっても相手の駒が立ちふさがる。自分はどう指しても詰みからは逃げられないんだ……。そんなふうに思うんです」

うまいたとえかもしれない。清水先生はしばらく思案し、こう答えた。

「もし、その将棋で人生を語るのだとしたら、手数は確かに違うかもしれませんが、誰もが詰んでいることになるのではないでしょうか……。丸山さん、死を免れることができる人なんて誰もいないのです」

「……確かに、そうですね。そういう考え方もあるかもしれませんね」

そういって雄也さんは黙ってしまったが、その表情は暗いものではなかった。

それは、「自分の人生だけが閉じられてしまった」という思いから、「誰もが、死を前提に生きている」という絶対的な真実に、雄也さんが救われた瞬間だった。

心の奥に小さな灯がともったように、そのときから、雄也さんは明らかに変わり始めた。

両親に感謝の気持ちを伝えておきたい

気持ちが落ち着き、在宅での治療を望むようになった雄也さん。病気になる前はどのような生活を送っていたのかと尋ねると、「遊んでばっかりで自堕落でしたね。なにかに夢中になることもなく、気がつけば大学の四年間が過ぎたって感じです。だから就職にも失敗して。友達の就職がどんどん決まっていく様子を見ながら、俺はなにしてたんだか、って感じで悔しかったですね。卒業した後もちょっとウツな感じではありました。そんなときに親父が自分の話をじっくり聞いてくれたんです。自分はお前を信じているし、資格を取るという道もある、と提案してくれました。そのために必要な勉強のための金は貸してやるから、って」

「それで、弁護士を目指されたんですね」

「はい、理論を積み重ねる作業は好きだったし、やりがいがありそうじゃないですか」

「なるほど。素敵なお父さんがいらっしゃるんですね」

「ええ。もっと学生の頃から毎日を大切に過ごしておけばよかった、そうほんとうに思います。あのときから弁護士を目指して頑張っていたらよかったのにって。自分はあの優しい父親の気持ちに応えられたんだろうか。父親の気持ちを思うと、切なくなって……。本当に申し訳ないと思う」

雄也さんの目から涙が溢れた。

「これからは、どんなふうに過ごしたいですか？」

「この今、一瞬一瞬がものすごく大事だな、って思っています。密度の濃い時間を過ごしたいんです。誰かを恨むような気持ちで毎日を過ごすのは、あまりにもったいないことだと気づきました。生き切るために、限りある時間を大切に過ごしたいと思っています」

　そう、深く思い定めたように雄也さんは言った。

「まずは、行きつけの喫茶店で美味しいコーヒーを楽しみたいです。マスターには受験浪人中、ほんとうにお世話になったんです。長居する僕に嫌な顔もせず、頑張れ、って応援してくれました。ちゃんとマスターにお礼を言っておかなきゃ。それに、かわいいバイトの女の子がいて、彼女に気持ちを伝えるくらいはバチが当たりませんよね」

　と、少し照れながら話した。

「それと、この前外泊で家に帰ったとき、昔のアルバムを見返してみたんです。そしたら、自分が幼かった頃からのいろんな出来事を思い出しちゃって。その写真一枚一枚に紛れもない両親の愛情が詰まっていました。そのとき、ここまで育ててくれた両親に、感謝の気持ちをちゃんと伝えておきたいという気持ちが湧いてきたんです。僕がいなくなったら、きっとお袋が一番悲しむ。そのときのために、いい思い出をなにか作っておきたいんです。ずっとすねかじりの親不孝息子だったし。大したことはなにもできないんですけど、お袋の田舎がある北海道に久しぶりに一緒に行こうと思っています。

　近くに馬に乗れるところがあるんです。先生、馬って、ものすごく優しい目をしてるんですよ。できることならもう一度、馬に乗って走ってみたいなあ」

そう言って微笑み、雄也さんは入院時とは別人のような顔で退院していった。

それから亡くなるまでの半年間は、とてもいい時間だった、と、お母様からの報告があった。

第五話

誰かのためでなく、自分のために生きたい

有吉美穂子《ありよしみほこ》さん（五十三歳発症　大腸がん）

風船が割れるように感情が弾けとんだ

「もう、いいかげんにして！」
　有吉美穂子さんが、デパートのお中元売り場で、店員さんに向かってそう怒鳴ったのはもう三年前のことになる。そのヒステリックな怒鳴り声は、閉店間際の閑散としたフロア全体に響き渡った。怒鳴られた若い女性の店員は怯えてぶるぶる震え、慌てて売り場責任者が飛んできた。そんな状況の中、一番呆然とし、立ち尽くし、動けなくなっていたのは美穂子さん自身だった。

　当時、美穂子さんは五十三歳。国立がん研究センター中央病院で月に一度の術後検診を受けに主治医のもとを訪れた後だった。大腸がんの手術を半年前に終えて無事退院したが、再発の可能性が比較的高いとの説明を受け、術後化学療法を受けていた。その日も「順調ですね。安心してください」と言われてほっとしたばかりだった。なのに、他人に向かって、しかも自分の娘ほどの若い女性に向かって怒鳴ってしまった。人生で初めての、聞いたことのない自分の大きな汚い声だった。

その店員さんが、とんでもない人だったかというとそんなことはない。対応がたどたどしく、要領を得ないところがあったが、単に領収書の宛名を間違えただけのことだった。これまでの美穂子さんなら「それは違うので、変更していただけますか」と穏やかに指摘するくらいで終わっているはずである。「それ、間違ってるじゃない！」なんて言い方も決してしない人だった。これまでずっと、控えめでおとなしい人、というのが周りの印象であり、いい母親、いい妻、いい嫁というのが彼女の代名詞のようなものだったのだ。

美穂子さんには子どもが二人いる。長男は東京大学法学部に、次男は早稲田大学法学部に。子ども二人が法学部に進むのには理由がある。夫は官僚だが、夫の父親は関西で有数の弁護士事務所を開いている。二人の子どものうち、どちらかを弁護士にし、その弁護士事務所の後継者にして欲しい、というのが義父母の切なる願いだった。美穂子さんにとっては、それは周囲から固められた絶対的なミッションだった。また夫と義父は折り合いが悪く、ここ数年まともに口をきいたこともない。その上、夫は海外出張も多く、関西の実家とのやりとりはいつも美穂子さん経由で行われる。

外から見れば、なに不自由ない恵まれた家庭の奥様だが、そのときの美穂子さんは深い孤独と絶望の中にいた。

再発の不安で眠れなくなります

清水先生との最初の面談は、大腸がんの手術を終えて数日後のことだった。

美穂子さんの病状はステージⅢだったが手術でがんは切除でき、体調が回復するのを待つばかりだった。だが、美穂子さんの気持ちは晴れなかった。時折、一人でぽろぽろ涙を流している様子が見られ、家族があまり訪れないことも、医師や看護師の気になるところだった。美穂子さんの個室はいつもガランとした殺風景な雰囲気で、上等そうなピンクのパジャマがどこかなじまない感じだった。主治医が、「精神腫瘍科の医師を紹介したい」と伝えると、美穂子さんは小さな声で「お願いします」と答えた。

清水先生が美穂子さんの病室を訪ねると、美穂子さんは「先生、わざわざありがとうございます」と丁寧に頭を下げた。おとなしそうな方だな、というのが清水先生の第一印象だった。

「ご気分はいかがですか？」と尋ねると、「おかげさまで」と静かに笑顔で答える。そのあまりに完璧なスマイルという感じが気になったが、清水先生は口にしない。

「有吉さん、今、気になっておられることはなにかございますか？」

「そうですね……。昼間はいいんですけれど、夜になると、再発したらどうしようと不安になります。術後の補助化学療法のことも気になりますが、主治医の先生を信じてお任せしていくしかないですよね」

「これはあくまでも一般論ですが、再発の不安は生じて当たり前のものといわれています。がんの手術を受けた後に再発のことを心配されない方はいないんじゃないかと思います。有吉さんには、どんなふうに不安がやってきますか？」

「昼間は本を読んだり友人に手紙を書いたりして気を紛らわすようにしています。でも、さあ寝ようと思って明かりを消した後に出てきます」

「どんな不安というか、考えが出てきますか？」

「がんが再発された方のブログをどうしても読んでしまうんです。自分もその方のようになるのかな、と思うと、どんどん怖くなっていきます」

「なるほど。それは無理のないことかと思います。人間は将来に対して、最悪のことを想像してしまう癖がありますから」

「最悪のことを想像する癖？」

「そうです。最悪の状態に備えて準備をしようという癖があります。それが役立つことも多いのですが、今考えても仕方がないことに気持ちを奪われてしまうのはもったいないように思います。なるべく考えないようにできるといいですね」

「でも……やっぱり考えてしまいます」

「昼間は上手に気を紛らわせておられますよね」

「ええ、なんとか。でも夜は気分転換のしようもないです。身体のためにも早く寝ようとするのですが、なかなか寝付けなくて」

「確かに睡眠はとれた方がよいとは思いますが、寝なければ、と思えば思うほど眠れなくなることがあります。もう少し夜更かしをしてもいいや、と気軽に考えて、眠気が出てきたら寝ることにしてもいいと思います」

「そうなんですか!?　ずっと、主治医の先生に言われた通り、二十二時に眠らないといけない、と思っていました。でもなかなか眠れなくて。時間が経つごとに、ああ、こんなんじゃ免疫力が下がってしまう、がんが再発してしまう、と思ってしまって、どんどん不安になっていたんです」

「そうやって、不安な思いが連鎖して膨らんでおられたのですね。厳密に指示を守ろうとしてくださっていたようですが、もう少し気楽に考えていただいて大丈夫ですよ。それと、無理にはお勧めしませんが、眠るための薬の準備がありますので、眠れなくて苦しければ、看護師に希望をお伝えください」

「睡眠薬に依存するようにならないでしょうか？」

「大丈夫です。睡眠薬を飲んだことがない方に最初にお出しするのは、正確に言うと睡眠薬ではなく眠気を誘う風邪薬のようなもので、依存性はありません。夜、不安な考えにとらわれてしまうようでしたら、便利な道具だと思って使ってみてください」

「……考えてみます」

私は誰のために生きているの？

その三日後、清水先生は美穂子さんの病室を訪れた。美穂子さんはサイドテーブル上で小さなノートになにかを綴っていた。どんな病状なのか、どんな気持ちなのか、医師にどんなことを言われたのか、そんなことを自分のために記しているのだという。清水先生の存在に気づくと、美穂子さんは微笑み、ゆっくりノートを閉じた。

「その後、いかがですか？」

「ちょっと慣れてきました。先生にアドバイスをいただいて、なにがなんでも二十二時に寝なきゃって思わなくていいんだ、そんなふうに思えるようになったら少し気が楽になりました」

「そうでしたか、有吉さんは何事にも、きっちりされるタイプでいらっしゃるんですね」

「ええ、自分でも融通がきかないタイプだなと思うんですが」そう言って、ちょっと苦笑いをする。

「それからお薬については、看護師さんにも勧められたのですが、やっぱりお薬に頼るのは嫌なのでやめておきました」

「そうですか。わかりました。それは有吉さんのご希望通りにしてください。将来の心配は消えないかもしれませんが、今は目の前のことに一つひとつ対処していかれるといいかもしれませんね」

「先生、実は術後の化学療法についてなんですけど、ほんとうは受けるのが嫌なんです。受けないわけにはいかないのですよね？」

「まず、有吉さんは嫌だ、受けたくない、とのお気持ちなのに、どうして受けなければいけないと思われるのでしょうか？」

「主人が受けておけ、と言うものですから。それに、担当医の先生からも受けておいた方がよいと言われますし」

「そうでしたか。ご主人様とは病気について、よくお話ができておられるのですか？」

「いえ、あの人は命令するだけです」

「命令するだけ、ですか？」

「そうなんです。肝心なことを話し合いたいときほど、『俺の言う通りにしていればいいんだ』で終わりです」

「今まで、ご主人が有吉さんのことを引っ張ってこられたのですね」

「まあ……」

「ほかのご家族とはいかがですか？」

「子ども達も、それぞれ忙しくて、ここにはあまり。実家の母と妹が静岡から何度か来てくれましたけれど」

「静岡からですか。それは少し遠いのに大変でいらっしゃいましたね」

「ええ、有り難いです。でも、ちょっと面倒ですよ。母にはよく叱られます。今でも」

「今でも？」

「はい。がんになったのも自分が悪いんだと」

「どうしてでしょうか？　有吉さんご自身も、なにか落ち度があってがんになられたと思われますか？」

「ねっ、そう言われてしまうと困りますよね。でも、母はそういう人ですから。母の思い通りにならないと、私を責めるところは子どもの頃から変わりません。あんな結婚をするから、がんになったんだって」

「あんな結婚、ですか？」

「はい、私の結婚に母は反対でした。私は地方の商売人の娘で、主人の親族は東大だらけのエリート家族。うまくいくはずがないと」

「そうでしたか……。でも、それと、がんになられたことは、私には関係ないように思われますが」

「ですよね」と、美穂子さんは小さく笑った。

「先生、がんになって気づいたんです。私はいったい、誰のために生きているのだろうかって」

「いったい誰のために、ですか？」

「はい。あるがままの私自身を認めてくれている人がいるのだろうか、って思いますね」

「ご自身の人生を振り返られたのですね」

「ええ、いろいろと。子どもの頃から結婚して今に至るまでのことを思い出しました」

「それは、どんな時間でしたか？」

「そうですね……。私の人生は両親や夫の期待に応えるためのもので、自分をずっと押し殺してきたように思えるんです。術後療法のことも、もうちょっと自分で考えてみます。それから、あの……退院後も先生とお話をさせていただくことは可能なのでしょうか？」

「はい。ぜひ外来にいらしてください。自分を押し殺してきた、とお感じになっていることについては、少し掘り下げて考えられるとよいかもしれませんね。外科の受診日に合わせて来ていただくと、お身体へのご負担も少ないかと思います」

　こうしてスタートしたカウンセリングは、退院後も月に一度のペースで続けられた。

私の顔を見て！　ちゃんと見て！

美穂子さんはカウンセリングのたびに、家庭のことを少しずつ話し始めた。ご主人のこと、子ども達のこと。ご主人は家にいる時間が短く、夫婦らしい会話をすることがほとんどない結婚生活だったこと。そして、長男は親族の期待通りに東京大学に入ったものの、自分は弁護士に向いていないと言いだして、演劇の世界にのめり込み、学校にもほとんど行っていないこと。次男は年上の恋人と同棲していて家には寄り付かないこと。いったい子ども達がなにを考えているのか、さっぱりわからないことなど……。

このような話を、美穂子さんはこれまで誰にもしたことがなかった。話す相手もいなかったし、誰かに話すと、築いてきたものすべてが砂の城のように崩れてしまう、そう思い込んでいた。

そして、あのデパートでの一件があった。

「先生、この間、デパートで店員さんを怒鳴りつけてしまったんです」

「有吉さんが、ですか？　それは、ちょっと驚きですね」

「ですよね。私も自分で驚きました。その店員さんは決して私に怒鳴られるほどひどいことをしたわけじゃないんです。なのに、私ったら」

「きっと、有吉さんの中でなにかがおありだったのですね」

「はい、風船がパンッ！　と弾けた、そんな感じでした」

「風船ですか？」

「そうです。我慢してきたものが、パンパンに膨らんでいたんですね。気がついたら、『いいかげんにして！』と叫んでいました」

「いいかげんにして？　その叫びは、なにに向けてのものだったのでしょうか？」

美穂子さんは一瞬息を止めたあと、深呼吸した。

「それは主人に対してかもしれないし、実家の母に対してかもしれないし、子ども達、いや、関西の義父母に対してかもしれないです……」

「もう、いいかげんにして、と」

「ええ、私はもう限界！って感じです」

「そうなんですか。これまで有吉さんはご主人やお母様の期待に沿うために頑張ってこられたのですね。しかし、そのことでご自分を押し殺してこられた。その我慢の限界がきたのでしょうね。よく頑張ってこられましたね」

そう清水先生が言うと、美穂子さんは目を大きく見開いて、清水先生を見つめた。美穂子さんに心を込めて「頑張っていますね」と声をかけてくれた人は初めてだったのだ。

子どもの頃から成績優秀なのは当たり前。かけっこが速くて運動会で一等になっても、ストレートで東京の有名私大に入ったときも、母親は他人に自慢することはあっても、美穂子さんを手放しで褒めるようなことは一度もなかった。どちらかというと、なにか失敗すると「ほら、私の言う通りにしないから」などと言われることの方が多かった。その言葉がずっと、美穂子さんを今も支配し続けている。婿養子だった父親は優しかったが、高校生のときに亡くなっている。家はいつも母親主導だった。

結婚してから、夫は子育てに奮闘する妻に対して「ありがとう」「手伝うよ」といういたわりの言葉をかけたことが一度もなかった。子ども達のことを聞くときは「成績はどうなんだ」がいつも第一声だった。そんな夫婦の関係を、子ども達はずっと見ていたのかもしれない。美穂子さんが懸命に築いてきた家庭は少しずつ少しずつおかしくなっていったのだった。

「有吉さんご自身のお気持ちを、ご主人に話されたことはありますか？」

「いえ、ないです。主人はいつも神経をすり減らして仕事をしていて、不機嫌でしたから。結婚した当初はほんとうに優しい人だったんです。でも激務が続き、部署が替わってから余裕がなくなったのか、だんだん性格まで変わってしまって……」

「なるほど。でも、義理のご両親に気を遣い、お子さん達を弁護士にしなければならないプレッシャーの中で、神経をすり減らしてきたのは、有吉さんご自身も同じではありませんか？」

そして、さらに清水先生は言った。

「ご主人も有吉さんも、どちらも大変なのかもしれませんが、有吉さんが我慢することで、バランスを取ろうとされていたのですね」

美穂子さんの大きな目が、さらに見開いた。そして、はらはらと涙が流れ落ちた。

「有吉さん、いいんですよ。ご自分の気持ちを言葉にしても。それを相手に伝えるのは決して悪いことではありません。というより、自分が我慢していることに気づいた有吉さんは、このままでいることができますか？」

「先生、ずっと夫や子ども達に伝えたかったのは、私の顔を見て、ちゃんと見て、だった気がします」

「そうなんですね、そのお気持ちをご主人に伝えたら、どうなると思いますか？」

「そういうの、ずっとあきらめていたんです」

「あきらめておられた？」

「はい。伝えても無駄。この人には通じない。私が我慢していればなにもかもうまくいく。そんなふうに。でも、私はがんになった。先生、大腸がんは五年以内に再発しなければ、そのあとは大丈夫なんですよね。普通の人と同じように私は生きていけるんですよね。でも、再発すれば、自分に残された時間は短いかもしれない……」

「はい……」

「いずれにせよ、自分の人生を、人の顔色を見て生きていくのはもう嫌だ、そう思うようになりました。このままだと死ぬまで自分を押し殺すことになるかもしれない。いろんなことをあきらめてしまったら、なんだか、あまりにもったいないですよね」

「はい。有吉さんの人生は、有吉さんのものです。ほかの誰かが、代わりに歩むことはできません」

「そうなんですよね。がんにならなければ、そんな当たり前のことに気づかずにいました」

そう言った美穂子さんの顔は、どこか晴れやかだった。ずっと抱えていた思いをカウンセリングのたびに少しずつ言葉にし、美穂子さんは自分のほんとうの気持ちに気づいていったのだった。

人は「死」を意識すると、「自分の人生を、納得いくように生きるにはどうすればよいか」を真剣に考えるようになる。なにが見えない壁となって思うような人生を歩めていないのか、それに気づけば、その人の行動は変わるのだ。

ウユニ塩湖で叫びたい

それから一カ月後、外来にやってきた美穂子さんは、すみれ色の花柄のワンピースを着ていた。それまで紺やベージュの服が多かったので、まるで別人のように見えた。

「有吉さん、そのワンピース、とってもお似合いですね」

と、思わず清水先生は言ってしまった。

言ってしまった、というのは、清水先生自身が服装には無頓着な上に元来照れ屋なこともあり、女性の服装を褒めるなんてことは、もっとも苦手とすることだったからだ。でも、そんな言葉がするっと口から出てしまうほどに、美穂子さんの表情もまとう空気もなにもかもが変わっていた。

「ありがとうございます。先生にそうおっしゃっていただけて素直に嬉しいです」

「有吉さん、ご家族の方とお話をされましたか？」

「ええ、主人はびっくりしていました。いろいろなことをすっ飛ばして、『あなたにとって、私はほんとうに必要ですか？』なんて、突然言っちゃったものですから」

そう言って、ちょっとイタズラっぽく美穂子さんは笑った。

「ご主人は、なんとおっしゃったのでしょうか？」

「君がそんなふうに思っているなんて、考えたこともなかった、って言っていました。『当たり前だろ』ってなんだか、プリプリしていましたけど」

「男は、いきなりそんなふうに言われると、たじろいじゃうものかもしれませんね」

「先生も、もしかしてそうですか」

そう言って、二人は笑った。

「でもね、ほんとうに主人に私の気持ちが伝わったかというと、全然通じていないと思ってるんです。のれんに腕押しみたいな。だけどいいんです、もう。私は自分の残りの人生を、自分のやりたいこと、したいことのために使っていこうと思っています」

「お子さんも大きくなられていますしね。いろいろなことができそうですよね」

「ええ。お恥ずかしい話ですが、大学生の息子が旅行に行く度、カバンの中身を全部用意するような母親だったんです」

「おー、それはそれは」

「だけど、そんなふうに手を出し過ぎることが、子ども達を苦しめていたのかもしれないですね」

「有吉さんは、なにかやってみたいことが、おありなんですか？」

「まず、働いてみたいな、と思っています。もともと夫は私が働くことに反対だったんです。君には仕事よりもすべきことがあるだろう、ってずっと言われ続けていました。でも、そもそもその〝すべきこと〟って、なんだったんでしょうね。その〝すべきこと〟は誰が決めたことなのか。もしかしたら、私自身が自分でその〝すべきこと〟に一番縛られていた気がします」

「縛られていたものからは、解放されそうですか？」

「少しずつ。とんでもなく強い鎖のようなものでぐるぐる巻かれているように感じていたんですけど、本当は鎖なんて、どこにも存在しないのかもしれない、と思うようになりました。体調と相談しながらなので、最初はボランティアみたいなことしかできないかもしれませんが、それでもいいんです。いずれは自分で稼いで、そのお金でウユニ塩湖に行ってみたいですね。あそこで思いっきり叫んでみたいです。なにを叫ぶか、そこまでは考えてませんけど。行きたいところ、見たいところがあるのに、実行しないともったいないですよね」

「ボリビアですね。有吉さん、なんだかとても楽しそうですね。私もいつかそんな旅をしてみたいです」

「先生、いつかなんて言っていると、行けなくなっちゃうときは突然やってきますよ」

そんなふうに美穂子さんに言われて、清水先生は「一本取られましたね」と吹き出し、二人はよく笑った。

美穂子さんの月に一度のカウンセリングは今でも続いている。美穂子さんが一番変わったのは、人に対して「NO」と言えるようになったことだった。がんになるまではなんでもかんでも引き受けていたが、もう自分の気持ちに嘘をついてまでなにかをやることはなくなっていた。気の進まない誘いには、「ごめんなさいね、それは遠慮しておくわ」と言うように。そして美穂子さんはよく笑うようになった。ご主人の実家には、夫が自分で連絡するようになった。これはある日、長男が「親父、お袋に甘えるのもいいかげんにしろよ」と言ってくれたのがきっかけだった。あっけなく事態が好転した。息子さんたちも家に寄りつくようになった。子ども達のためにご飯を作る時間が以前よりずっと楽しい、とも話した。先週のカウンセリングのときは、久しぶりに高校の同窓会に行き、初恋の人に再会して心ときめいた、とこっそり教えてくれた。

いよいよ来月、美穂子さんはボリビアに一人旅に出かけることになっている。ウユニ塩湖で、彼女はなんと叫ぶのだろうか。

コラム❹

人は苦難を乗り越える力（レジリエンス）を持っている

現代を生きる私達は、自分の「死」を意識することなく日々過ごしていることが多い。そのような私達にとって、がん宣告はまさに、突然かつリアルに「死」を突きつけられるという体験でもある。

十年後、二十年後も当たり前のように人生が続いていると思い込んでいる人にとって、がん体験はその想定を根底から揺るがす体験となる。病状にもよるが、自分の死がまもなく訪れるという突然のメッセージに驚愕し、多くの人はその現実をうまく理解できず、すぐには受け入れられない。そしてがん告知の場面や病状の説明内容が、思い出したくもないのに頭の中に何度も浮かぶ。「どうして、私が病気になったんだ」

「なぜ、今？」「自分のなにがいけなかったのか？」「これからの生活はどうなるのか？」「仕事は続けられるだろうか？」。悲観的なデータを紹介すると、厳しい病状説明を受けた人の二、三割が、うつ病や適応障害など精神医学的な診断に該当する。さらに最近の大規模な疫学研究では、がん告知直後の自殺率は一般人口の二十四倍にも上るという衝撃的な結果もある。だから、この時期に精神腫瘍科のサポートが必要となる人はとても多い。

しかし、人間には、こうした苦難を乗り越える力（レジリエンス）が備わっているといわれている。「あくまでも私の印象ですが、誰にでもその潜在的な力があると思います」と清水先生は言う。混乱した思考から抜け出す鍵は、「がんになったという体験を、どう自分で意味づけられるか」だ。そのためには、がんになる前の「自分にとって死はまだまだ先のことだ」という感覚から、「自分の人生は限られている」という現実を直視することが必要となる。これはとてもつらい作業で、悲しみ、不安、恐怖、怒りなどの激しい感情の嵐がやってくることは避けられないかもしれない。このプロセスが長く続くととてもつらいし、落ち込んでいる自分に対して不甲斐ないと苛立つかもしれない。しかし、そんなときこそ自分を責めて追い打ちをかけるようなことはせず、大変な状況と向き合っている自分を認め、褒めてほしい。

個人差はあるが、一定の時間が経つと、「もちろん悔しい気持ちはあるが、いつまでも後悔していても時間がもったいない。限られた貴重な時間なのだから、大事に使いたい」と思うようになる。そして、「自分にとってほんとうに大切なことはなんだろう」ということを突き詰め、最終的に一瞬一瞬を無駄にせず、自分にとって大切なことに専念して濃密に生きる」ことを考えだす。この段階に来ると、多くの人は、自分にとって大切な人のために時間を使うようになるし、人によっては未完の仕事に打ち込むのかもしれない。そのありようは人それぞれであるが、そこには迷いのない力強さがある。

ときに「心の痛み」と向き合わずに、「病気を忘れるための行動に没頭する」あるいは「なんともない振り」をするやり方もあるが、このような方略ばかりだと、問題を「慢性化」することにつながってしまう。

では具体的にどのようにしたらよいのだろうか。がん体験を経て様変わりした状況を意味づけるためには、

一　がんになるまでは自分はなにを大切にして生きてきたのか
二　がんになることで、なにを失ったと感じているのか
三　今、なにを恐れているのか
四　なにが残っていて、なにを得たのか

を考えていくことが一つの方法だ。清水先生は、患者さんのレジリエンスを育むために、その名の通り「レジリエンス外来」を開設した。そこでは生い立ちにまで遡《さかのぼ》って自分の歩んできた人生を振り返り、右記の一〜四を明確にする作業を行う。

また、清水先生がどの患者さんにも、カウンセリングをしながら「そう、お考えになるのは、どうしてですか？」「それは、どういうことですか？」との質問を繰り返すのは、このプロセスを促すことにほかならない。

このような対話を積み重ねることが心の整理につながり、これから自分が進もうとする道筋を見つけることにつながる。死を意識する体験は、苦痛を伴うが、人生を深く考えることにもつながる。

第六話

心に刺さっていたトゲが抜けた

広瀬《ひろせ》彩美《あやみ》さん（二十九歳発症　乳がん）

モデルの私が乳房全摘!?

現役モデルの広瀬彩美さんは、すらりとした長身の美人。ただそこにいるだけで存在感を放つ、実に華のある人だ。

乳がんのため両方の乳房を全摘する必要がある、と知らされたときは、どうしようもない恐怖と絶望感に襲われ、震えが止まらなかったという。不安が発作的に襲ってきてはパニックになる。怖い夢を見て、夜中に何度も目が覚めてしまう。いっときも心が休まらない。

彩美さんは手術の前に腫瘍を縮小させるための化学療法を受けることになった。通常、化学療法は外来で行うのだが、本人の強い希望と精神面での不安があって入院。四人部屋に入っていたが、一人になるのが怖いといって、カーテンを閉めることはほとんどなかった。入院中、医師にも看護師にもその感情のまま当たり散らすということが続いた。担当医からの勧めもあり、清水先生との面談がスタートしたのは夏の終わりのことだった。

清水先生との初回面談は、互いに挨拶を交わすだけで終了となった。

「初めまして。精神腫瘍科の清水と申します。今日は自己紹介に参りました」

と、笑顔を彩美さんに向けるが、彩美さんはにこりとすることもなく、落ち着かない様子で視線を宙に泳がせたままだった。

「広瀬さん、気がかりや不安なことは遠慮なく私に話してください。少しでもお役に立てればと思います。明日、改めて面談室でゆっくりお話をしませんか。十五時ではいかがでしょう」と、次の約束をした。

それ以上、清水先生が話を進めなかったのは、彩美さんがひどく緊張している様子だったことと、彩美さんの腕に古い自傷行為の跡があったことに、気づいたからだった。

その後、彩美さんとのカウンセリングは手術前、手術後と白モクレンの咲く季節まで十回以上続くことになる。

私、手術を受けたくないんです

翌日、カウンセリングルームの扉を恐る恐る開きながら入ってきた彩美さんが、開口一番、強い口調で言ったのは思いがけない言葉だった。

「先生、私、手術を受けたくないんです」

「えっ？」と内心、驚きつつ、それを一切、顔にも出さずに、清水先生はいつものように
「それは、どうしてですか？」と質問を始めた。

その質問は、決して詰問するような感じではなく、相手のペースに合わせて、ゆっくり思考を促していくという感じだ。清水先生は患者さんに合わせて話すテンポや言葉遣い、声の高さ、大きさを微妙に変える。

「今、手術をしたくないとおっしゃいましたが、それには、なにか理由のようなものがありなのでしょうか？」

「だって、乳房を取ってしまったら、私が私じゃなくなる。私にはなにもなくなってしまうからです」

「乳房がなくなると、なにもなくなる、そのように広瀬さんは思われるのですか？」

「ええ、私の生きている価値がなくなる、というか。まあ……、もともと私の価値なんて、ないんですけど」

「……広瀬さんはそのように感じておられるのですね。自分の価値が感じられないというのはとてもつらいことだと思います。よろしければ、そのように感じられるようになった

事情を教えていただけませんか」

「はっ、事情ですか？」

「はい。私になにができるかまだわかりませんが、少なくとも一人で悩んでおられるよりは、一緒にあれこれ考えた方が、お気持ちが整理されるのではないかと思います」

「……はい」

「広瀬さんは、病気になられる前、どんな生活をされていたのですか？」

「仕事はモデルをしています。グラビアの時期もありましたが」

「私には想像もつかない世界ですが、華やかなイメージがありますね」

「よくそう言われますが、華やかなのは表から見えるほんの一部だけです。真夏にコートを着て、真冬に水着一枚になり、そしていつも誰かと競争です。食べたいものを我慢して、本音なんてものはどこにもない、虚構の世界です」

「厳しい世界なのですね。実際に仕事をしているときは、どんなお気持ちなのですか？」

「面倒な世界ではあるんですけど、私には合っているんです。虚構の世界だからこそ、どこかほっとする。本当の自分でない自分になれる。あのライトを浴びているときだけ、自分は必要とされている、そんな感覚を持つことができていたんです。それなのに、もう私はあの場に立つこともできなくなるんです……」

「どうして、立つことができなくなるのでしょうか？」

「だって、女らしいこの胸がなくなったら、価値がないでしょ」

「胸がなくなったら、モデルとしての仕事ができなくなるのですか？　乳がんを経験したモデルの方はみなさん、仕事を辞めておられるのでしょうか？」

「乳房再建をしたりして、仕事を続けている人もいないわけではありません。少ないですけど」

「そうすると、広瀬さんがあの場に立てないと考えられるのは、どうしてなのでしょう？」

「私がだれかに必要としてもらえていたのは、私のこの女らしい身体があったからなんです。乳房を切除するなんて、とても耐えられない……」

「男性の私からは想像が難しいのですが、広瀬さんは、その女性らしいお身体にメスを入れることはとても耐えられない、そう感じておられるんですね。ただ、手術をしないという選択をされたら、それは……」

　その言葉をさえぎるように、苛立った様子で彩美さんは口を開いた。

「そんなこと、わかっています！　このまま病気で死ぬのも怖くて嫌なんです。だけど、乳房を取るのは嫌なの!!」

清水先生は広瀬さんの感情が少しおさまるのを待って口を開いた。

「手術を受けないことも怖いけれど、乳房を切除することも受け入れられない。とても難しい板挟みになっておられるんですね」

彩美さんはうなずいた。

「もう少し、続けてもいいですか？」

「ええ」

「私も乳房全摘手術を受ける女性には多くお会いして参りました。みなさんやはりそのことにショックを受けられましたが、その後多くの方は、それほど迷わずに手術を選択されました。広瀬さんのように『乳房を切除したら自分の価値がなくなる』とおっしゃる方は、ほとんどいらっしゃいませんでした」

「ほとんどいない？　ということは、何人かはいたのですか？」

「そうですね、あまり詳しいことは申し上げられませんが、確かにその方たちは、自分には価値がない、とおっしゃっていました。それは乳房の摘出云々の前に、つまり、ありのままの自分でいい、そういう実感が持てないようでした」

「……私もずっと、ありのままの自分でいいんだ、という感覚を持てずにいます」

ひと呼吸おいて、清水先生は話題を変えた。

「ご家族やお友達の方で、お見舞いに来られる方はいらっしゃいますか？」

「いえ。結婚はしていませんし、今はお付き合いしている人もいなくて。両親は私が小学生のときに離婚して、父は七年前に亡くなりました。母とはここ数年会ってもいません。母は私の病気のことも知らないと思います」

「お友達は？」

「こんなみじめな自分のことは知られたくないので、誰にも話していません。モデルの仲間は表面的には仲良くしていても、ライバルだったりするわけで」

「そうですか。広瀬さんが育った環境が、『自分には価値がない』と感じておられることとなにか関係しているような気がしています。今日はだいぶ時間が経ちましたので、次回以降にまたお聞かせいただけないでしょうか？」

「ええ。よろしくお願いします」

そう答えつつ、彩美さんは、この人には話してしまってもいいんだろうか、この人は信用できるのだろうか、そんな目で清水先生を見ていた。

今までの自分を認めてもいいんですね

三日後、面談室ではこんなカウンセリングが続いた。

「先日、いろんなことを伺いましたが、話してみられていかがでしたか？」

「これまで誰にも言えなかったことを、よくあれだけ話したものだと、自分でも驚きました。でも、先生に話すことができて少し楽になったように思います。あの日はいつもよりよく眠れました。でも、やはり手術を受けることは怖いんです」

「そうでしたか。前回、お母様とのことを少しおっしゃっていましたが、そのことについて今日は伺ってもよろしいですか？」

「はい」

「お母様とは、ずっと折り合いが悪いのですか？」

「ええ、母のことは大嫌いですし、母は昔から私のことを振り回してきました」

「振り回してきた？」

「ええ、いつも自分のことが優先で、私の方をちゃんと見ていてくれたことなんて一度もありませんでした。あの人はいつも私のことを〝グズ〟って、呼んでいました。多分、男がいたのだと思うのですが、急に出かけたかと思うと、ひどいときには、二、三日帰って来なくて。私が熱を出していようが、お弁当が必要な遠足のときだろうが、そんなの関係なくて。帰って来たかと思うと、酒に酔っていれば機嫌がよく、虫の居所が悪ければ、いきなり私をなぐったりしました。父はほんとうに優しかったのですが、出張が多くて、どこまであの人の本性をわかっていたのか。父がいるときは、あの人は別人になって、私を可愛がっている振りをしたんです。そんな母親の二面性を私は誰にもずっと言えませんでした。父親にも。小学生のときに父が家を出て離婚。それ以来、いつかこの母親にも捨てられるのではないか、とずっとビクビクしていました。中学生の頃から死にたくて、何度も死のうとしたけど死ねなくて。それなのに、今、私はこうしてがんになっている……」

「小さい頃から捨てられるのを恐れておられた。それは、当時の広瀬さんにとっては、とてもつらい体験ですね」

「父が家を出て行ったあのときから、私は、ずっとずっと空っぽなんです……」

彩美さんが手にしていたハンカチがいつの間にかくしゃくしゃになっていた。小さなチューリップの花がいくつも描かれた可愛らしいものだった。彩美さんの涙がおさまってきた頃、清水先生は口を開いた。

「広瀬さんは、優しかったお父さんが出て行かれてから、お母さんに捨てられないように、お母さんの機嫌を損ねないように、不安を抱えながらやってこられたのですね。やっとお仕事で評価されるようになって、自分に自信が持てる部分も出てこられたところだったのに、乳房を切除しなければならないことは、広瀬さんにとって、とても耐えがたいことなのですね」

彩美さんが何度もうなずく。

清水先生は言葉を続けた。

「しかし、これは私の推測ですが、広瀬さんは今までとても頑張ってこられたのではないでしょうか？」

「そうでしょうか？」

「大好きだったお父さんが出て行ってしまって、身勝手なお母さんに捨てられないか、怯えながら毎日を過ごしていた。そんな子ども時代、例えば七歳の広瀬さんに、大人になった広瀬さんが声をかけられるとしたら、どんな言葉を伝えますか？」

「大変だったね……、つらかったね……、怖かったね……」

幾筋もの涙が、彩美さんの頬を伝っていた。

そして、さらに清水先生が続ける。

「十八歳でモデルになることを決意した自分に、周りの人の嫉妬などもあったでしょうけれど、ここまで投げ出さなかった自分に、今、どんな声をかけますか？」

「あんな大変な状況だったのに、よく投げ出さなかったね、って。そうですね、私は大変な境遇の中で、頑張ってきたのかもしれません……」

今までは自分には価値がない、そんな言葉を自分自身に投げかけ、自らを傷つけ続けていた彩美さんだったが、今までの自分を認めてもいいのかもしれない、そんな視点が芽生えた瞬間だった。

あなたに生きていて欲しいのです

それでも、彩美さんの不安感、恐怖心がやわらぐことはなかった。だが、清水先生に自分の気持ちを吐き出し続け、主治医から繰り返し、「私はあなたのために最善を尽くしたいと思っている。命を大切にしなくてはいけない。そしてなによりも、あなたに生きていて欲しいと、看護師も含め、我々はそう強く願っている」と熱心に言われ続けたことが大きかった。
その主治医が、どことなく父親に似ていたこともあるが、「あなたのために最善を尽くしたい」「あなたには生きていて欲しい」と送り続けたそのメッセージは、彩美さんの心を温める力になった。気持ちは徐々に変化していき、手術予定日前々日に、彩美さんはようやく手術を受ける決意をした。

医療者は患者さんに対して、なんとか助かって欲しいという期待を持って、治療・支援にあたる。そして、患者さんに温かく寄り添いたいと努める。不安な気持ちに耳を傾け続けることであったり、言葉によって勇気づけることであったり、看護師が黙って手を握ることもある。ケースバイケースだが、がん医療を受けるプロセスを経て、がん体験者は、「人は温かい気持ちを持っているものだ」と理解を深めることがある。彩美さんも、これまでの経験の中で培われていた「人は信用ならない」という思いが、少しずつ変化してきていた。

私はあの母の娘なのだ

手術は無事終了した。術後はさめざめと泣き続け、しばらくは傷跡を見ることもできなかった彩美さんだったが、その喪失感や悲しみと向き合うのを避けるように、清水先生に向かって話し続けるようになった。その内容は病気のことよりも、自分がどんな幼少時代、子ども時代を送っていたのか、お母さんにどんなに傷つけられてきたのか、だった。

また清水先生もそんな彩美さんにひたすら寄り添い続けた。それは、彩美さんの混沌とした思いを整理し、「お母さんにほんとうは優しくしてもらいたかった」「それなのに、お母さんは自分を受け入れてくれず、ずっと寂しい思いをしていた」「でも、ほんとうはこのつらい気持ちを母親に伝えたい」という、彩美さんの心の底に何重にも貼り付き剥がれることのなかった思いを、少しずつ浮かしては剥がし、彩美さんがなにに苦しんできたのかを、ほんとうはどうして欲しかったのかを、浮かび上がらせる作業でもあった。

清水先生との対話の中で、彩美さんがあることを思い出した。幼稚園の頃は両親の仲が良かったこと。幼稚園の入園式には、彩美さんを真ん中にして親子三人で仲良く手をつないで行ったことを思い出した。母親が彩美さんにひどく当たるようになったのは小学生の頃からだ。もしかしたら、そのとき母親自身を大きく変えてしまう出来事があったのかもしれない、と。

退院してからも、清水先生とのカウンセリングは、二週間に一度のペースで続いていたが、手術から二カ月が過ぎた頃のこと、「母親に自分の病気について伝えてみようか迷っている」と彩美さんが言い出した。だが、母親に会ってみたい気持ちと、また傷つけられるのではないか、という不安な気持ちのあいだで揺れている、とも。清水先生は、お母さんとの今までのいきさつを考えると気持ちが揺れ動くのは当然だと思う、と伝えた。

彩美さんはしばらく迷っていたが、結局、その一週間後にお母さんに会いに行った。がんになり、乳房を全摘したことを伝えると、「どうして知らせなかったのか」とひどく怒ったらしい。そこで生まれて初めて、彩美さんは「あんたなんて、大っ嫌い！」と母親に向かって言えたそうだ。「私のことを心配したことなんてなかったくせに」と叫んだ。ずっとずっと抑えてきた怒りの感情を一番ぶつけたかった人に、伝えることができた瞬間だった。子どものように泣きじゃくる彩美さんを、お母さんは「悪かった」と泣きながら抱いてくれた、と清水先生に報告があった。

その後、彩美さんの母親に対する感情は、少しずつ変化していった。母親と話す中で、父親が浮気をしていたことも知った。母が鬼のようになった理由がわかった。もちろん、だからといってそう簡単に許せるものではない。夫に愛されていないというつらい気持ちを、我が子にぶつけるだろうか。それが我が子を置いてけぼりにする理由になるだろうか。子どもの頃からのさまざまなことを思い返すたび、激しい怒りの感情が湧いてくる。

だが、ふと思った。母親が異常なほどに自分の美に固執していたのは、夫を取り戻したかったのか、相手の女性に対抗するためだったのか……。自分の外見にすがり、酒に溺れた姿は、乳房を失うことへの恐れを抱き、パニックになり、周りの誰かれなく当たり散らし、ヒステリックになった自分と重なった。私はあの母の娘なのだ。清水先生と話す中で、心に刺さっていたトゲを抜いたかのように彩美さんは変わっていった。

自分はあがきつつも、必死に頑張って生きてきたのかもしれない、そんなふうに自分のことを肯定的に捉えられるようになっていったことで、彩美さんは自分の軸ができたようだった。穏やかな笑顔がよく見られるようになった。また、友人や医療者など、自分を支えてくれる人の存在にも気づくようになり、「ありがとう」という感謝の言葉が自然と出るようにもなっていた。

本人は気づいていないかもしれないが、彩美さんは以前より、さらに美しさが増していた。スポットライトを浴びた彼女の姿を見られる日も、そう遠くないのかもしれない。

第七話

がんになったおかげで、生まれ変わることができた

千賀泰幸《せんがやすゆき》さん（五十六歳発症　肺がん）

五年生存率五パーセントを受け入れなければ

「朝のハグ」

毎日、出勤の時に玄関で妻がハグしてくれます。新婚当時もそんなことはなかったのに（てれっ）。

病気になって残念なことはありますが、残念なことばかりでもない、と思います。初老の夫婦のハグですが、妻がチャーミングなので、勘弁していただきたい。

病気をする前は、自分が妻や家族を守っている、守らねば、そう、強く思っていました。

ところが、病気になったことで、妻や子どもたち、友人たちと、本当の意味で「再会」することができました。それまで、自分の勝手なフィルターでしか、家族を見ていなかったのです。

自分が強ければ守ってやれる。それはそれで間違ってはいなかったかもしれません。

でも実際は、妻に支えてもらっていた。みんなに補ってもらっていた。

そんな「自分」とも、病気のおかげで再会できました。

いつか来る別れの時におびえて暮らすより、一緒にいられる日々を想って暮らしたほうが楽しい。

やっとこさ、そんな気分になった夫婦です。


肺がんと宣告されてから、もうすぐ二年目の春に

この「朝のハグ」を社内のSNSに綴った千賀泰幸さんは、二年前、国立がん研究センター中央病院で五年生存率五パーセントの進行性の肺がんと診断された。IT関連企業で新規事業開拓の責任者として全国を飛び回る日々の中、突然のがん宣告だった。当時五十六歳、三人の子どもの父親でもある。

「病巣が肺門にありリンパ節に転移しています。動脈に隣接していることから手術は難しく、勧められません。治療としては抗がん治療と胸部放射線治療の組み合わせをお勧めします。ただこの治療も、五年生存率五パーセントを二十パーセントにするものに過ぎないことはご理解ください」

そう担当医に告げられたとき、「なるほど、自分はがんで死ぬのだ」と、どこまでも冷静に受け止めたはずだった。そして最初に思ったのは、「マンションのローンの残りは、自分が死ねば終わる」だった。そして実際、数日後には妻に葬儀の段取りを事細かに指示した。

また、時間を作って大切な友人一人ひとりに会いに行った。「さようなら」を伝えておきたかった。それが尊敬する友人に対しての礼儀だと思い込んでいた。その頃、千賀さんはこんな日記を残している。

時が有限なのは、すべての人と同じ。
起きてしまったことに是非はない。受け入れるしかない。

それなのに、と言っていいのだろうか。二カ月の入院中、千賀さんは治療を受けながらカーテンを閉め切って一人、泣き続けていた。治療の苦しさや死の恐怖ではなく、家族を残して逝ってしまうこと、家族を守ってやれなくなる自分の無力を嘆いてのことだった。強かった自分が弱い存在になっていくのがどうしても受け入れられなかった。

だが、千賀さんが本当の意味で苦しみ始めるのは退院後のことだ。主治医の勧めで新薬開発の治験者となり二週間に一度通院することになった。その検査の都度、「確かに自分の中にがんがいる」ことを突きつけられることになったのだ。それは逃れようのない事実を見せつけられることだった。その上、入院中にはなかった背中の痛みが襲ってくるようになった。寄せては返す波のような絶え間ない痛み。腫瘍は小さくなったはずだった。なのに、その息苦しさを伴う痛みは日々強くなった。それは、まっすぐに「死」をイメージさせた。愛する人と別れることになる猛烈な悲しみが初めてリアルになった。自分の存在が消滅することへの恐怖が押し寄せてきた。

どんどん悲観的になり、「最悪の事態に備える」と言っては、遺族年金などを調べた。自分が何歳で死ねば家族にとって最も得か、を妻に伝えた。そのときは、妻の気持ちなどなにもわかっていなかった。

そして涙もろくなった。病室では声を殺して泣いていたが、家では声を上げて泣くようになった。ときに号泣する。ある夜、痛みと息苦しさのあまりタクシーを飛ばして国立がん研究センター中央病院の救急に駆け込んだ。だが、検査の結果には異常がなかった。そのとき初めて、自分の心の状態がおかしくなっているのではないか、と思った。

心までポンコツになってしまったのか

　そんな中、千賀さんは産業医に相談しつつ時短勤務で職場復帰した。がんになったから仕事をやめる、そんな選択肢はなかった。生きている限り、治療費はどんどんかかる。家族の生活もある。蓄えもなく、資産も持たない自分が家族のためにできることはなにかを考え続けた。とにかくまずは、職場復帰できることがほんとうに有り難かった。だが、たった二週間で会社に行けなくなってしまう。

　身体もきつくて仕方ないのだが、それ以上に気持ちが不安定になり、なにを見てもすぐに涙が溢れるようになっていた。九カ月ぶりに戻った職場は誰もが笑顔で迎えてくれるのに、そこに流れている時間にどうしてもなじめない。リーダーとして周りを引っ張っていた自分はいったいどこへ行ってしまったのか。「どんなことにも必ず突破口があるんだ」――そんなふうに若手を鼓舞し、仕事をしてきた自分はいったい……。不甲斐なさを覚えてどんどん苦しくなっていった。

そんなとき、主治医より精神腫瘍科の清水先生を紹介された。がんセンターに精神科があることなんて知らなかった。そんなこと、入院中は教えてくれなかったじゃないか！と思った。そしてなにより「精神科」という言葉にひどく抵抗感があった。「涙もろくなったことへの対処法を教えて欲しいだけなんです。私は精神科にかかる必要はないと思います」と主治医に抗ったが、「大丈夫です。千賀さんは混乱しているだけですから」。そう信頼する主治医に言われ、それ以上のことが言えなくなってしまった。

「とうとう、自分は身体だけでなく、心までポンコツになってしまったのだろうか……」

それから二週間後、初めて精神腫瘍科の待合室に行った。たくさんの人がいて驚いた。患者とその家族たち。抱き合って静かに泣いている二人は姉妹だろうか。不機嫌にしている夫の横で妻が申し訳なさそうにしている初老の夫婦がいる。一人で待っている時間に不安はどんどん膨らむが、それと同時に淡い期待も胸にあった。もしかしたら、この扉を開けば、自分の悩みは解決するかもしれない……。

ガラガラと診察室の扉を開くと、自分よりかなり若いドクターが柔和な笑みを浮かべながら迎えてくれた。

「初めまして、千賀さん。清水と申します」

そのドクターは「せんが」の「せ」にアクセントを置いて名前を呼んだ。そんな呼び方をする人は初めてだったので、強く印象に残っている。出身地の熊本でも、東京でも、そんなふうに呼ばれたことはなかった。とんでもなく緊張していたはずなのに、「この人はどこの出身だろう?」なんて思ったことが、自分でもおかしかった。それが清水先生との最初の出会いだった。まさか、それから二年以上もこの扉を開き続けることになるとは、あのときは思いも寄らなかった。

清水先生は、まっすぐに千賀さんの目を見て、穏やかに、でも力強くこう言った。

「がんという病気は、どうしても死を意識させる病気です。精神的に不安定になられる方も少なからずいます。なんでもお困りのことは遠慮なくおっしゃってください。一緒に考えていきましょう」

その説明に千賀さんは少し安堵した。「少なからずいる」ということは「たくさんいる」ということだ。自分は少数派ではなかったのだ。そして思った。

「ああ、この人は自分のような人間を毎日診ているのだ。この人には、自分が苦しんでいることを訴えていいのだ」と。清水先生のまなざしは心まで届くようにまっすぐだった。

そういえば、がんセンターのスタッフはドクターだけでなく、だれもが患者の目をまっすぐに見てものを言う。それが特別なことであることを、退院して気づいた。世間では、がん体験者がこれだけ世に溢れていても、自分ががんであることを告げると多くの人が視線をそらすものだ。そして、千賀さんはずっと心の中で抱え続け、言葉に出せなかった思いを口にした。

「先生、私、死ぬのが怖いんです」

でも、そう口にした瞬間、すぐに後悔した。答えようがないものを、人に投げてしまったことを恥じたのだ。それはあまりにも〝情けない発言〟のように思えた。

「当然のお気持ちだと思います。怖がっていいのではないでしょうか」

そんな思いがけない言葉が、清水先生から返ってきた。

「千賀さん、わからないことは怖いですよね」

「わからないこと、ですか？」

「はい。死ぬとはどういうことか、わからないですよね。それは経験していないことですから。だから人は死が怖いのかもしれません。なかには、残してゆく家族のことを心配する気持ちを〝怖い〟と表現される方もいます」

「ああ」

千賀さんの声とも、ため息ともいえない音がこぼれる。

「先生、私は泣くのです」

「泣いてもよいのではありませんか？」

また予想外の言葉だった。

「死ぬことを怖がるのは、決してみっともないことではなく、私はとても自然なことだと思います」

「そうなんでしょうか。私だけが怖いのではないとしても、でも先生、私は泣くのです。声を上げて泣いてしまうのです」

「千賀さんは病気になってから、泣くようになったのですか？」

「はい。親父が死んだときも私は泣きませんでした。強い人間だったんです。なのに、今はこんなにポンコツです……」

「とまどっておられるのですね。でも、泣くと困りますか？」

「えっ？」

「千賀さんが泣くと、誰かが困りますか？」

清水先生が、もう一度、穏やかに、けれどまっすぐ問いかける。

「いや、困るというより、私のようなオジサンが泣くとおかしくないですか」

「そうでしょうか？　おかしいでしょうか？」

そう改めて尋ねられて、千賀さんはさらにとまどった。清水先生は質問を変える。

「ほかに困っておられることはありますか？」

「眠れないです……」


この間、十五分程度。次回の診察の予約を済ませ、眠れるよう薬を処方してもらって初回は終了した。

千賀さんは診察室を出て、ぼんやり考え続ける。「怖がってもいい」「泣いてもいい」とあの先生は確かに言った。でも、それでは私の困っていることは、問題は、なにも解決していないのではないか？　自分はなんのために精神腫瘍科のカウンセリングを受けたのだろうか。本当に怖がってよいものか、泣いてよいのか。いいやそんなはずはない。頑張ってきたんだ。いろんなことを、泣かずに、前を向いて乗り越えて生きてきたんだ。俺は、俺は……。

そうだ、今度は家族を連れてこよう。考えてみれば、自分が泣いて困るのは家族だった。家族の負担になっていると思うと、ただただ情けなく、申し訳なかった。自分の扱い方を清水先生に教えてもらおう。そう千賀さんは思ったのだった。

自分が泣く理由はなんだろう?

二週間後、千賀さんは仕事が休みだった息子さん（二十一歳）と一緒に診療室に座った。息子さんに付き合って欲しいと頼むと、すんなりとついて来てくれた。ちょっと、いや、とても嬉しかった。一緒に歩いて気づいたことがある。息子はさりげなく自分を守ってくれていた。下りのエスカレーターでは自分の前に立ち、上りのエスカレーターでは自分の後ろに立ってくれた。いつの間にこんなに成長したのだろう。

入院中、千賀さんは子ども達を見舞いに来させないようにしていた。入院してすぐ坊主頭にした姿が、食道がんで逝った千賀さんの父、つまり、子ども達の祖父によく似ていたからだ。自分の死を彼らに連想させたくなかった。妻だけが毎日来ていた。

清水先生に息子さんを紹介して、診察が始まった。

「今、千賀さんが一番困っておられることを伺ってもよろしいですか？」

「先生、やはり感情のコントロールができないことです。まだ、泣いてしまうのです」

「泣いてしまうご自身にとまどっておられるのですね。前回も伺いましたが、千賀さんが泣いて、誰かが困りますか？」

「例えば家族です。家族が私の扱いに困っていると思います。それで、その対応を教えていただきたいと思い、息子を連れてきました」

清水先生が、視線をゆっくり息子さんに移して聞いた。

「お父さんはこのようにおっしゃっていますが、いかがですか？　お父さんが泣いて、困りますか？」

「いえ、困りません。家族は誰も困っていません」

予想外だった。妙にきっぱりとした返事だった。

「千賀さん、息子さんは困らない、と、おっしゃっています」

清水先生の声は、とても優しかった。

「だれも困らないなら、千賀さんは泣いてもよいのではないでしょうか」

「しかし……」千賀さんは言葉を探す。

「先生、私は家族をいつも守ってきたのです。かっこいいおやじでありたかったというか、家族にとってのヒーローだったんです。ヒーローが泣いてはマズイでしょう」

そう言いながら、涙声になっていることに、千賀さん自身が一番とまどっていた。ほんの少しの沈黙が流れたあと、息子さんがこう話し出した。

「父は家族にいつもこう言っていました。困ったことがあったら、助けてやるって。例えば、もし、いじめられたら父さんが相手をやっつけてやるからって。そんな感じで父はずっと、家族を守ってきたのです」

千賀さんの背中が小刻みに揺れている。息子さんの手が優しく父の背中に添えられる。

「そんなヒーローだった千賀さんが病気になって、もしかしたら、ヒーローらしく過ごせなくなったこと自体が、千賀さんを混乱させているのではありませんか。であれば、千賀さんがとまどわれるのも無理がないように思います。しかし息子さんは、ご家族は誰も困らない、とおっしゃっています。誰も困らないのならば、千賀さんは泣いてもよい、とも考えられますが」

「でも、ヒーローが泣くのはマズイでしょう」

千賀さんはムキになる。

「ヒーローが泣いてはいけないのでしょうか？　ヒーローも悲しく感じることはあるのでは？」

「いえ、先生、ヒーローは泣いてはいけないんです。泣いてはヒーローでいられないのです……」

そのとき、息子さんがこうきっぱり言った。

「今でも、おやじは我が家のヒーローです」

この男前な言葉に、千賀さんの涙は溢れ、清水先生は優しい笑顔になった。

「病気になって、思い通りにならないことが増えたり、感情のコントロールがきかなくなったりする方はたくさんいらっしゃいます。そんなときに、感情を抑えるのは大変なことです。ご家族は千賀さんを大切に思っておられます。千賀さんが窮屈にならないためにも、泣きたくなったら泣けばいいのではないでしょうか。私はがんになってつらくて泣くのは、むしろ当たり前だと思ったりするのですが……」

やや置いて、清水先生が続けた。

「泣くのはいいとして、千賀さんがなぜ泣くのかを考えてみませんか？　その理由がわかれば、千賀さんの涙が止まるかもしれません」

「なぜ、泣くのか、ですか？」

「はい。なぜ、千賀さんが泣いてしまうのか。千賀さんが泣きたくなる理由です」

「考えてみます……」

人は〝見返り〟を求めて祈るものでしょうか

二週間後、千賀さんは、今度は一人で清水先生と向き合っていた。

「なぜ泣くのか、というと、申し訳ないし、情けないから、です」

がん体験者のなかには、病気になってしまった自分のことを責めてしまう人も多い。がんになった自分が悪いのだ、と。千賀さんもそんな一人だった。

「千賀さんは望んで病気になったわけではなく、千賀さんに過失はないのに、病気になったことを申し訳ないと思ってしまうのですか？」

「がんになったら治療にお金もかかる。家族を守ってやれなくなる。私はもう少し頼られる夫であり、父親でありたかったのです。それに私のがんは、治らないがんです。入院中は病院のスタッフにも申し訳ないと思っていました」

「それは、どういうことでしょうか」

「咳はおさまったものの、入院中に声が出なくなってしまいました。誠実に治療にあたってくださった放射線技師の方々や看護師さんたちに応えたかったのです。『治れなくてごめんね』と看護師さんに謝ったこともありました」

「治療の結果に関しては、ご自身が残念に思われることはあっても、千賀さんにはなんの責任もないのではないでしょうか」

「責任というよりも、結果を出せなかった、期待に応えられなかったことが申し訳なく思うのです」

「他に千賀さんが申し訳なく思う相手はいらっしゃいますか？」

「私のために祈ってくれる人たちです。有り難いことに、病気が治るようにと祈ってくれている友人たちがいます。でも、彼らがどんなに一生懸命に祈ってくれても、自分は病気にいつか敗北してしまう」

千賀さんが胸を叩く。

「がんはここにいます。私の病気は治らないのです。彼らの祈りは通じない。彼らの祈りは報われることはない。だから祈っていただくことが申し訳ないと思ってしまうのです。私にはお返しできるものがなにもない……」

患者さんの気持ちが落ち着くまで、清水先生は待ち続ける。相手を急かすようなことは絶対にしない。千賀さんの呼吸に合わせるように、無言の時間も、小さくうなずき続けて待つ。不思議なほど、この人は待ってくれる、という確かな安心感がある。

「千賀さん、まず、祈るか祈らないかは、祈る人が決めることで、千賀さんがどうこうできることではないのではないでしょうか。それに、祈る人は〝見返り〟を求めて祈るものでしょうか？」

うつむいていた千賀さんが、顔を上げた。

「それに、千賀さんは結果を出せなかった、申し訳ない、と思っていらっしゃいますが、千賀さんが今、祈ってくれる人のことを支えに感じているとしたら、祈ってくれた皆さんが報われたことになるのではないでしょうか」

「えっ、そうなんでしょうか……」

「祈っている方は千賀さんの気持ちを支えたい、私には、そんなふうに思われます」

「そうであったら、そうであってくれたなら……嬉しいです」

千賀さんの中にあった、どうしようもない黒い膜のようなものが一枚、すっと剝がれおちた瞬間だった。

「あなたはそのように思っておられますが、それは、本当に、そう思うべきことなのでしょうか……」。そんな新たな「視点」を与えるのが清水先生の役割だった。ただ寄り添うというのではなく、その人が悩み、苦しんでいることの本質を見出し、本人に差し出すのが精神腫瘍医の役目でもある。

痛みを薬でコントロールすることへの抵抗感

限られた時間を大切に過ごそうとしても、痛みがすべてを支配することもある。ただ今は、多くの痛みは、きちんと対処すれば薬でコントロールできるようになった。薬を使うことは決して悪ではなく、うまく付き合うことが大事なのだが、薬を使うことに抵抗感を持つ患者さんは実際多い。

痛みのコントロールができない、新たな痛みが増すことへの不安を訴える千賀さんに、清水先生は緩和ケアの専門医の受診を勧めた。そこで、退院後に出てきた強い痛みは転移によるものではなく、治療によって生じた炎症によるものであることがわかった。それがわかるまで、半年もの時間がかかっていた。

「先生、おかげさまで、なぜ痛いのかがわかって安心しました」

「それは、よかったです」

「けれど、がんは確かにここにいるのだし、身体の中心部の深い場所の痛みは、やはり死を連想させます」

「そういう思いも、どうか主治医にも私にも遠慮なく伝えてくださいね」

「理由がわかってもわからなくても痛みは痛みです。痛みは数値化して伝えられませんしね。それでも一応は〝死ぬ痛み〟と〝死なない痛み〟の区別がついたということですかね」

そういう千賀さんの声が、明らかに今までと違った。表情も少し柔らかくなったようだった。

「お気持ちが変わられたのですね」

「ええ、漠然とした不安というのがなくなりました。でも、薬に対する抵抗感はやっぱり消えません」

「薬を飲まずに痛みを我慢する。その痛みを我慢することにエネルギーを使うのはもったいない、そう考えてみるのはどうでしょうか？」

　千賀さんはうなずく。

「確かに、痛みの我慢に時間を使うのはもったいないですね。いずれ代償は払わされますが、今を生き切るには必要だと思って薬を飲んでいます」

「代償ですか？　千賀さんは、いずれ自分は代償を払わされるけれども、今は痛み止めを使ってかりそめの安定を得ているだけだ、そんなふうに感じておられたりするのでしょうか？」

「はい。なにかを得るにはその代償が必要だろうと思っています」

「ちなみに、千賀さんのおっしゃる、いずれ払う代償とはどんなものですか？」

「鎮痛剤を飲むことで得られるものは痛みのない時間です。痛みに支配されることのない時間、つまり私が自由に使える時間。私の時間ということは、私の命です。ですから、鎮痛剤を飲むたびに自分の寿命を前借りしているように感じています」

「寿命の前借り？　鎮痛剤で寿命が短くならないということは科学的に証明されていますので、そのご心配には当たらないと思います」

千賀さんは、ひとつ深呼吸をして、さらに続けた。

「それは先生から何度も伺っているので、知識としてはわかっているつもりです。でも、ただ、いつも思うのです。薬で消えた痛みはどこに行くのだろうか、って」

「消えた痛みはどこに行くのか、ですか？」

「飲んでいる薬が医療麻薬だからでしょうか。あまりに鮮やかに消えるのです。本来、私が引き受けるべき痛みが私の中から消えたと思っていたら、実は知らぬ間にどこかで降り積もってしまっていて、いつか来るべき〝清算するとき〟を待っている、そんな気がしてしまいます」

「千賀さんは痛みの大きなエネルギーを感じているので、薬で消えるとはとても思えないのですね。代わりにどこかに降り積もって、いずれ代償を払うときが来ると思われるのですね」

「変でしょうか？」

「いえ、変ではありません。そういうふうに考えることを、心理学的用語では〝公正世界仮説〟という名前で、よくある考え方として説明されているほどです。なにかの代償としてがんになってしまった、なにかの代償で痛みが消える、そんなふうに思われる方はたくさんいらっしゃいます。日本人には『お天道様は見ている』という言葉があるように、とてもなじみ深いものです。この世界は自らの行いに対して公正な結果が返ってくる、という考えです」

「なるほど。実は私は五十歳手前のとき人生のピンチを迎えました。〝理不尽な禍〟を受けたといってもいい。そのとき『私の六十歳以降の人生を捧げます、だからその代わりに自分を除く家族に幸せな未来を与えてください』って祈ったんです。そしたら本当に幸運がやってきた。あのとき、自分は〝福を受けた〟って思いました。だから、がんになったときはその代償を払うべきときが来た、と思ったんです」

「そうでしたか」

「〝禍福はあざなえる縄の如し〟を信条としてきたんです。自分のところで〝禍〟を受け止めることができれば、残った妻や子ども達には〝福〟がいくのです。そんなふうに人生はできているのだと思っています」

清水先生は、なにも言わずうなずいた。

受け継がれてゆく命たち

次のカウンセリングでは、千賀さんは報告から始めた。職場に復帰したという。何回かのカウンセリングを経て、千賀さんの気持ちは徐々に変わっていった。薬のコントロールもできるようになり、痛みから解放される時間が増えた。

「実は、がんになる前は気づかなかったことに気づき始めたのです。がんになる前は、ばかばかしい話ですが、死なないつもり、で生きていました。死なないつもりだと、時はあっという間に流れていきました。通勤時に電車に乗るときはね、音楽を聴いていたんですよ。ヘッドフォンで。でも、今はもったいなくて」

駅への道すがら、樹々を抜ける風の音、通学する小学生の声、雑踏の音さえも愛おしく感じられるようになったという。季節のうつろいに合わせて樹々の色はもちろん、風の色が違うことにも気づくようになっていた。そして、季節は必ず巡ることも。

また、子ども達の顔を見ていると、不思議なことに亡くなった父母の面影が見えるようにもなった。自分の存在が消えても、確実に受け継がれていくものがある、そう思うようになっていた。

そう心底千賀さんが思えるようになったのは、親友である能楽師、金井雄資《かないゆうすけ》さんの存在も大きかった。金井さんは父から能楽という技芸を継ぎ、息子を能楽師にすべく育てている。心から心に、身体から身体に技芸を伝えている。千賀さんは学生時代からその親友を見続けていた。彼の父上の舞台、彼自身の舞台、そして、彼の息子の舞台を見ることができた。能舞台の上では「命」が、父上の、彼の、息子の中で脈々と生き続けていた。その「命」の姿を見ていたのだった。さらに金井さんは、能楽という伝統芸術は、この国の生きとし生けるもの、あらゆる命の「生命讃歌」であることを教えてくれた。

「先生、能楽師の友人がこのあいだ、こう言ったんです。『有限なものをつなげることで無限になる。有限だからこそ、無限につなげてゆくことができるのではないか？』って。彼は店の爪楊枝を並べてそう説明してくれたんです。確かに何本もつなげていける。それこそ、無限につなげていけるのだ、と思いました。その意志さえあれば」

「有限だからこそ、無限につながる、ですか。素晴らしい発想ですね」

「お能は〝死者と生者の邂逅《かいこう》〟なのだそうです。主役のほとんどは念を宿した死者ですから。能楽師は日々、この世とあの世を行ったり来たりすることになるのですね」

「そうなんですか。お能のことは勉強不足で知らないのですが、独特の死生観ですね」

「私も死んだら、あの世とこの世をふらふらしていられたら楽しいかもしれません。妻の背後霊とか、子ども達の守護霊とか」

そのあと、二人は死生観についていろいろと話した。清水先生と千賀さんの会話は、いつしかカウンセリングというより人生観を語り合う場にもなっていた。千賀さんにとってかけがえのない時間ともなっていた。

絶望を越える希望は、日々の中にある

「五年生存率」という言葉がある。人は「生きている」か「死んでいる」かの二つの状態しかないのだから、その確率は常に「五十パーセント」なのではないか。だから、自分の五年生存率は、他のだれとも等しく五十パーセントなのだ、千賀さんは徐々にそんなふうに捉えるようになっていた。前を向かなければならない、と自分を鼓舞するのでも、強制

するのでもなく、気がつくと「前を向いている」そんな日が増えてきていた。

「先生、嬉しいことが二つありました。一つは産業医の先生に『肺がんの復職者は少ないのです。だから、千賀さんは自分を誇ってくださいね』って褒められたんです。なんだかすごく嬉しかったんですよね」

「それは存じませんでした。千賀さんは職場復帰を目指す方の希望の星ですね」

「頑張って良かったな、と素直に思いました。それとあと一つ、最近大きな発見があったんです」

千賀さんが、まるで子どものような顔をして清水先生に言う。

「ほう、どんな発見ですか？」

「生きた証し、生きる希望というものは、誇れる輝かしいものだと思っていたんです。例えば山を登るのなら富士山を登らなくちゃ、って感じです。近所の山を登っても、それでは大したことがないっていうか……。いつも、すごいことをしなくちゃならない。でも、自分は何者にもなれていない。名を成せていない。それがすごく残念に思っていました。でも今は、このドラマの続きは、どうなるんだろうか？　今、読んでる本の続きを仕事から帰ったら読もう、そんなたわいのない些細なものが〝希望〟なのかな、なんて思うようになったんです」

「なるほど。もう少し詳しく聞かせてください」

清水先生が前のめりになって耳を傾けた。千賀さんはそれがまた少し嬉しくなって話を続ける。

「極端な話でいうと、今朝、目が覚めた、という、生きていること自体が〝希望〟という感じなんです。蛇口をひねれば水が出る。眠れば次の日には目が覚める。そんな当たり前のことが〝希望〟だと思えたりします」

清水先生が大きくうなずく。

「私も、人の本来の幸せはそういうことなんじゃないかな、と思うんです」

「先生も、そう思われるのですか？」

「はい。例えば、私の中でも千賀さんと同じかもしれませんが、素晴らしい業績を上げて注目を浴びたいとか、この組織の中で出世したいとか、そういう気持ちがないわけではないですけれど、それって、どちらかというと、ほんとうに自分がしたいことっていうよりもむしろ、自分を取り巻くいろいろなものに応えようとしているところがある気がするんです。もし、私の命があと一年しかないというふうになったとしたら、期待とか、応えるとか、そんなことはどうでもよくなって、家族とゆっくり過ごす、という気持ちになると思います。社会に貢献したいとか、そういうのが全て虚栄心によるものとは決して思っていないんですが、ほんとうにしたいことっていうのは、すごく、もっと近いところにあるのではないでしょうか」

千賀さんは清水先生の言葉に少し驚き、そして、深く安堵した。

「先生、最近、恩田陸《おんだりく》さんの『夜のピクニック』という本の中に、〝今は今なんだと。今を未来のためだけに使うべきじゃないと。〟という一行を見つけましてね」

「深いメッセージですね」

「これまで、未来につなげる今にしたい、と思ってずっと生きてきたんです。でも、〝おまえにはノイズにしか聞こえないだろうけど、このノイズが聞こえるのって、今だけだから、あとからテープを巻き戻して聞こうと思った時にはもう聞こえない。〟とも書かれていて、本当にその通りだな、って思ったんですよね」

「なるほど……」

未来につながらないかもしれないけれど、今しかないものは、たくさんある。

千賀さんはがんになるまで、それは思いも寄らなかったことだった。過去から今につながっている思いもある中で、それとは別に、点在する素晴らしい瞬間瞬間があるんだと心から思うようになっていた。清水先生が続ける。

「死の社会学という視点から見ると、産業革命以降、日本では宗教を失い、死から遠ざかって、人間はなぜ生きるのかということを日々考えなくなったといわれています。今の我々は、死ぬということを考えないから、一年後、五年後、十年先をどうしようかと先々のことばかり捉えて、今日この一日、今、ここを生きていないということになっているのではないでしょうか」

千賀さんはうなずく。

「人間は今、この瞬間しか生きていないのです。例えば、すごくきれいな自然を見たとき、その自然を感じる感性をなくしてしまうということは、すごくもったいないことです。日本人の昔から持っている無常観、もののあわれというような。がんの患者さんが桜の花が散る様子を見て心から感動するというのは、今、この瞬間がかけがえのないことをわかっているからです」

「それは、先生が以前教えてくださった死生学ですね」

「死を意識するからこそ、いかに生きるかということを、より人間は真剣に考えるようになります。だから、生きるということと死ぬということは表裏一体なんだ、という考え方です」

「すごく、いま、実感としてありますね」

清水先生が穏やかに微笑んだ。千賀さんが続ける。

「私の人生で、がんになる前の物語、がんになってからの物語。それらはまったく違うものになる気がします。でも、がんになったことは、私の人生のエピソードの一つに過ぎない、そう思います」

「千賀さん、どんな人にも自分だけの物語があります。かけがえのない一人ひとりの物語です」

「先生は、患者さんが思い残すことなく逝くことができれば、報われますか？」

「私達は自分たちの達成感を診療の目的にしてはならないと思っています。ただ、報われたいか？　と問われれば、報われたいですよ」

清水先生はちょっと笑って、また続ける。

「でも、それは私達の目的ではありません。私達は、相談に来られる方に役立つこと、を目的にします」

「清水先生に、報われて欲しいですけどね」

「はは。千賀さんはコントロールしたい方ですからね」

清水先生の逆襲に、千賀さんは思わず吹き出した。

現在も月に一度、清水先生との対話の時間は続いている。今、千賀さんはがんとうまく付き合いながらフルタイムで仕事を続けている。朝のハグを欠かすことなく。

最後に、千賀さんの日記を紹介しておこう。


がんになったおかげで生まれ変わることができた。

思ったよりも多くの人に愛されていることを知った。

思ったよりも深く愛されていることを知った。

自分が友人たちのことを、深く尊敬していることに改めて気づいた。

自分がその素晴らしい人物たちに重んじられていることに、改めて気づいた。

自分の人生は良い人生だった。そう思うことができた。

これからは、さらに、良い人生になる。そう思うことができた。

それは、形のあるものも、形のないものも、あらゆるものの輝きを感じとる能力。

あらゆるものに感謝できる能力。

「次は無い」かもしれないから、いま伝えようとする能力を、がんになったことで得たからだ。

この能力は、おそらく「希望」。この能力は、「絶望」を乗り越える。

そりゃあ、身体は負けるかも知れないけれど、私は、がんに負けない。

希望を持てば、乗り越えた絶望の深さは、意味を持たなくなる。

希望の星を見上げる者には、這い上がって来た谷底の深さは、もう目に入らないだろう。

がんになって、ほんとうに良かった。

生まれ変わることができて、間に合って、良かった。

私が精神腫瘍医を続けている理由《わけ》

清水　研

若い自分がなんの役に立てるのだろうか

この寄稿文を依頼されたとき、引き受けるべきかどうか迷いました。私が精神腫瘍医を続ける理由を伝えるには、私自身について開示する必要がありますし、私個人のことを書くことが、読者の方にとって意味があるのだろうかと思ったからです。しばし考えたのち、「がんを体験された方の物語から学ぶことで、自分の人生の羅針盤が定まりうること」を、私の経験を通して伝えることができるのではないかと思い、書くことにいたしました。

また、この文章は私の内面に焦点を当てておりますが、今まで仕事を続けて来られたのは、なにより周囲の方々に支えていただいたからにほかなりません。この場をお借りして、温かくご指導いただいた諸先輩、過去一緒にさまざまな苦労を共にしてくれた同僚たち、そして現在素晴らしいチームワークを発揮している精神腫瘍科、緩和ケアチーム、中央病院の仲間たちに、心より感謝を申しあげたいと思います。

現在、私はがんに罹患《りかん》された方の診療をすることに喜びを感じて仕事をしていますが、そのように思えるまでの道のりは平坦なものではありませんでした。この仕事を始めた頃、私は三十代の前半でしたが、精神医学一般の研修は終えたところでしたので、精神科医としてひととおりの仕事はできるようになったつもりでした。

しかし、がんセンターでの仕事を始めてみると、今までの臨床現場と勝手が全く違い、それまで学んできたことが通用しないように感じました。お会いするほとんどの方は、私よりはるかに多くの人生経験を積まれてきた方で、カウンセリングの中でテーマとなるのは「死」を始めとしたがん罹患にまつわるさまざまな深刻な問題でした。

私にとって未体験の世界の話に対して、なんと答えてよいのかわからず、正直なところ、「若い私がなんの役に立てるのだろうか、役に立てるはずがないじゃないか？」と思いました。申し訳ないことですが、私がお会いした方々も、私に頼りない印象を持たれたのではないでしょうか。期待に応えられず、自分が役に立たないと感じるのは、とても苦しいことでした。

やがて、がんに罹患された方の診療に携わることができる有り難さが苦しみを上回るようになるまでは、少なくとも十年はかかったと思います。途中でやめる道もあったし、実際進路を変更していった仲間も多くいます。しかし、私はなぜかこの場から去り難く、今まで続けてきました。精神腫瘍学だけをずっと続けている私のような存在は、精神科医の中でもかなりの少数派だと思います。最近までその理由がはっきりせず、「私は我慢強いからやめなかったのかな？」くらいに思っていましたが、ここ数年、レジリエンス外来で、がんを体験された方の話を、生い立ちまで遡《さかのぼ》って聴く仕事を続けているうちに、「ああ、そういうことだったのか」と、謎が解けたのです。

アイデンティティ不在の青春時代

がん医療の現場で仕事を始めた頃の私は、私自身が確固とした人生を歩んでいるという実感がなくて、虚しさを感じていました。しかし、虚しいながらも生きなければならない、自分自身が成長したいとは思っていました。私の世代は団塊ジュニアと呼ばれ、管理教育や受験戦争、校内暴力が特徴的で、私と同様に「自分とはなにか」、「自分はなんのために生きるのか？」という悩みを持っている人が多かったように思います。その反動からか、「自分らしく生きる」というテーマの音楽や小説がヒットしていました。

当時の私にそのような問いがあったのは、生まれつきの性質や、両親との関係、友人との関わりなど、私の生い立ちと関係しているように思います。両親は一生懸命私を育ててくれたし、愛してくれていたと思います。なにもできなかった小さな私の世話をして、さまざまな知識や知恵、前に進もうとする向上心を授けてくれましたので、今や感謝の念しかありません。ただ、当時の教育はみなそうだったのかもしれませんが、「子供がどうしたいのか」ということを大切にするよりも、「怠けていてはダメ」「社会の役に立つ人間にならなければダメだ」というメッセージが強かったように思います。中学校の時にいじめを受けたことも加わり、「等身大の自分でよいのだ」という感覚が持てず、自信のない子供でした。また、自信なく振る舞う自分自身が嫌いで、堂々としている人をうらやましく感じていました。

自分があてにならないので、自分が進むべき指針を両親や他人からの承認に求める傾向が強くなりますし、周囲の意見に左右されやすくなります。しかし、いくらさまざまな意見を聞いたところで、当然一貫した自分が定まりませんから、「自分はなんのために生きるのか？」という悩みが生じました。

この悩みには文化的な側面も関係しているように思います。「空気を読む」という言葉がありますが、日本では〝集団の和を重んじる〟ところがあり、私のように核ができていないうちから空気を読もうとして生きていると、自分を押し殺す割合が高くなって、とても窮屈になります。そうするとますます、「自分はなんのために生きるのか？」という悩みを持つことになります。

私は、「自分は何のために生きるのか？」という根本的な悩みが解き明かされないままに成人となり、医師となり、やがて目の前の業務に追われ、根本的なことを考える余裕もなく日々過ごすようになってしまいました。しかし、この「自分は何のために生きるのか？」という人生の根本的課題を無視しては精神腫瘍医の仕事を行うことができず、私は封印してきた大きな壁にぶち当たったのです。

同年齢の患者さんの笑顔に教えられて

がん医療の現場での臨床を始めて二年目のとき、とても印象的な方がいらっしゃいました。私と同世代の男性で舌がんに罹《かか》られたのですが、手術をしたのにすぐに再発してしまい、口の中の腫瘍がどんどん大きくなって、なにも飲み込めない状況になりました。担当医より、若いのにがんの病状が進行してきっと気持ちもつらいだろうから、話を聴いてみてほしいと言われ、カウンセリングを担当することになりました。

カルテを見て、この状態でどんな心境なのだろう、もし私がこの状況だったら絶対に耐えられないだろう、そんな彼に私はなにか言葉をかけられるのだろうか？　なにができるのだろうか？　そう思いながら、恐る恐る彼のところに足を運んでいました。

彼は常に前向きで、家族やケアを担当する看護師など周囲の人に、いつも「ありがとう」と伝えていました。スポイトでコーラを飲み、「おいしい」と笑顔を見せていました。当時の私には、彼がなぜ平常心でいられるのか、周囲に気配りをし、笑顔を見せることができるのかが理解できませんでした。厳しい病状でありながら、絶望しているわけではなくて、泣いたりわめいたりする姿を見せることなく、周囲に感謝しながら、その瞬間、瞬間を前向きに生きようとしている。恐る恐る私は話しかけていたにも関わらず、彼はいつも「先生、よく来てくれたね」と、笑顔で迎えてくれました。

半年後、その方が亡くなられたとき、お父様が涙ぐみながら「あいつは一生懸命に生きましたよね、先生にもいろいろとお世話になりました」と声をかけてくださいました。お父様もつらい気持ちでいるにも関わらず、私たち医療者に気を配ってくださったのです。

彼とお別れをしたという寂しさとともに、彼やご家族に対する尊敬の念が湧きました。時間が限られているし、病気によるさまざまな不都合がある。にもかかわらず彼には迷いがなかったように思われました。あんなふうに確固としたありようで、前向きに生きられるのはどうしてなのだろうか？　そのときは、とても不思議な気持ちでしたが、「自分は、なんのために生きるのか？」がわからなかった私に対して、漠然とはしていましたが、なにか希望やヒントを与えてもらったように思います。その後、さまざまな方の語りを聴く中で、〝人は病気になったことによって、生きることを深く考えるようになる〟ことを知りました。

人生でほんとうに大切なこと

アイデンティティという概念を提唱したE・H・エリクソン（アメリカの発達心理学者　一九

〇二―一九九四）は、彼の「心理社会的発達理論」の中で、〝人はライフサイクルの中でその年代ごとに取り組むべき八つの課題がある。死を意識して人生最後の老年期に向き合う課題は、「人生の統合（自分の人生を振り返り、有意義なものであったという実感を持つこと）」だ（主旨）〟と述べています。

　私がお会いする方々は、必ずしも老年期ではありませんが、やはり自らの「死」を意識することで「人生の統合」という課題と向き合われているように思います。そのためには、それまでの七つの課題に〝どう向き合ってきたか〟が影響してくるのです。

　がんを体験された方の〝生い立ちから今日までの自分史〟をたくさん伺う中で、あらためて実感したのですが、七つの課題のうち、特に思春期の課題である「アイデンティティの確立（自分が何者なのかを知り、なにをしたいのかがわかっていて、周囲との調和をとりながら社会の一員として生きることができるようになる）」が未完成だと、「このままでは、自分の人生ってなんだったのか、わからないまま終わってしまう！」という危機に直面し、積み残していた自分自身の問題について考え直す必要がでてきます。

　やがて、「死（人生が限りあるもの）」を意識することで、一日一日がとても貴重なものになり、どのように過ごしたらよいのかを真剣に考えるようになります。そしてほとんどの方が「人生でほんとうに大切なことは、これなんだ」というご自身なりの答えを出されます。そのときにはアイデンティティに関する悩みなどはどこかに行ってしまっています。答えを出されたときの生きざまは、ほんとうに確固としたもののように感じます。

私の話に戻ります。私自身もアイデンティティが十分に確立されず、このことが私にとっての根源的な課題でした。しかし、がんに罹患した方が「自分の人生って、なんなのだろう？」という課題と向き合って答えを出して行かれるプロセスの話を伺うとき――もちろん私はその方の役に立つことを第一に考えて対話をするわけですが――、同時に私にとっても貴重なレッスンを受けているような経験だったのです。そして、さまざまな厳しい状況に向き合いながら答えを出していかれる姿に尊敬の念を持ちました。だからこそ、仕事を始めた頃の私は、非常に苦しい思いをしながらも臨床の現場から去り難く、今まで続けることが出来たのだと思います。

私は自信が持てない自分のことが嫌いでしたし、今でもまだまだ未熟な自分がいます。しかし、そのような弱さが今の仕事に取り組む原動力になっていることを知り、少なくとも自分自身を責めることはもうやめようと思っています。

この本に登場した七人の方の物語には、人生を納得して生きるためのヒントが詰まっていると思います。がん体験者やそのご家族だけでなく、広く一般の方々にも読んでいただきたいと願っています。

エピローグ

がんの宣告をされたある男性が自身の人生を振り返り、「僕の人生は取るに足らないつまらないものだった」と言ったとする。その言葉に対して、「そうでしたか、あなたの人生はつまらないものだったのですね」と言ってしまうと、それは〝事実〟になってしまう。私なら、「いやいや、そんなことはないんじゃないですか。きっとかけがえのない人生でいらしたと思いますよ」と慰めにもならないありきたりのことを言って終わってしまいそうである。

こんなとき、清水先生は「あなたはご自身の人生を、語るに値しない、つまらないものだったと思っていらっしゃるのですね」というフレーズに変換して返す。そうすると、患者さんはハッとする。「自分の人生は、ほんとうに、取るに足らないものだったのだろうか……」

事実は変えられないが、〝思っていること〟や〝考えていること〟はいくらでも変えることができる。その人の人生は、その人自身の捉え方次第でいかようにも変わるのだ。ある患者さんの家族の方が、「先生は、主人の〝人生のやり直しスイッチ〟を押してくれた人だ」と話してくださった。

「がん体験は、人生の新たな扉を開くことになる」そう最初、清水先生に言われたときはよくわからなかった。先ほどの〝やり直しスイッチ〟ではないが、がんになったことで、見える景色が変わった、人に優しくなれた、人生の意味を深く考えるようになった、がんになったことは決して悪いことばかりではなかった、そうおっしゃる方がたくさんいた。

我が子を看取るケースや幼子を残して逝ってしまわなければならない場合にでも、そこには深い悲しみだけでなく、温かい物語がたくさんあった。

それぞれが新たな人生の扉を開いた先にあったのは、人生でほんとうに大切なことのために過ごす時間だったようにも思う。

本書は、第七話に出てくる千賀泰幸さんから、自分の体験を本という形にして多くの人に伝えてもらいたいが、どうすればよいのか、との相談を受けたところから始まった。それはただ一点、「精神腫瘍科の存在をがん患者とその家族に知ってもらいたい」という切実な願いからだった。

「がんは身体だけでなく心をも蝕みます。しかも自分が精神的に混乱していることにも気づかない。残された時間を無駄なく使いたいと思えば思うほど、何をしたらよいのかわからずにすくみあがっていました。そんな私の心をほどいてくれたのが精神腫瘍医の清水研先生でした。同じように苦しんでいる多くのがん患者に、そのような医師がいることをどうしても伝えたいのです」

最初は大きな病気を体験したこともない自分が、このような生と死というテーマに取り組めるのか不安の方が大きかったが、千賀さんの真剣な眼差しを前に、そのような迷いは次第に消え、覚悟が定まっていった。大切な友人が同じようにがんで苦しんでいたことも手伝った。

そして実際、清水先生との対話を通して変わっていかれる患者さんに触れるほどに、私自身が精神腫瘍科、精神腫瘍医の存在を世に広く知らせたい、と心から思うようになった。誰もが死を前提に生きている、そんな当たり前のことを考える日々はなにより貴重な機会となり、私自身も変わっていった。日々過ぎていく時間、すべての出逢いがより尊く、有り難く感じられるようになった。自然と感謝の言葉が増えたように思う。

　この本が、多くの患者さんやそのご家族のお役に立てることを心から願っている。

　最後になったが、取材に協力してくださったがん体験者、ご家族、清水研先生を始めとする国立がん研究センター中央病院精神腫瘍科、緩和医療科の皆様に心から感謝とお礼を申し上げたい。そして、この企画をここまで導いてくださった編集者の清水能子さんには大変お世話になった。感謝ばかりである。また応援し続けてくださった金井雄資様、大澤健次様、上條悦子様にも心からお礼を申し上げる。

二〇一七年九月

稲垣麻由美

清水 研　しみず・けん

1971年生まれ。精神科医・医学博士。金沢大学卒業後、都立荏原病院での内科研修、国立精神・神経センター武蔵病院、都立豊島病院での一般精神科研修を経て、2003年、国立がんセンター東病院精神腫瘍科レジデント。以降一貫してがん患者およびその家族の診療を担当している。2006年、国立がんセンター（現：国立がん研究センター）中央病院精神腫瘍科勤務となる。現在、同病院精神腫瘍科長。日本総合病院精神医学会専門医・指導医。日本精神神経学会専門医・指導医。

稲垣麻由美　いながき・まゆみ

1968年、神戸市生まれ。大阪教育大学卒業。文筆家。株式会社一凛堂 代表取締役。ライター・編集者・出版プロデューサーを経て執筆活動をスタート。「命」と「想い」をテーマに執筆を続けている。著書に『戦地で生きる支えとなった115通の恋文』（扶桑社）など。鎌倉市在住。
http://ichirindou.com/

ブックデザイン　松田行正＋杉本聖士
編集　清水能子（KADOKAWA）

人生《じんせい》でほんとうに大切《たいせつ》なこと
がん専門《せんもん》の精神科医《せいしんかい》・清水研《しみずけん》と患者《かんじゃ》たちの対話《たいわ》

2017年10月19日　初版発行
2020年8月5日　3版発行

著　者　稲垣《いながき》 麻由美《まゆみ》

発行者　川金 正法

発　行　株式会社KADOKAWA
〒102-8177　東京都千代田区富士見2-13-3

電　話　0570-002-301（ナビダイヤル）

印刷所　図書印刷株式会社

KADOKAWAカスタマーサポート
［電話］0570-002-301（土日祝日を除く11時～13時、14時～17時）
［WEB］https://www.kadokawa.co.jp/（「お問い合わせ」へお進みください）
※製造不良品につきましては上記窓口にて承ります。
※記述・収録内容を超えるご質問にはお答えできない場合があります。
※サポートは日本国内に限らせていただきます。
定価はカバーに表示してあります。

ISBN 978-4-04-069390-3 C0095